广州市科技计划项目资助

先天性髋关节脱位的防治

陈 强 主 编

陈国奋 副主编

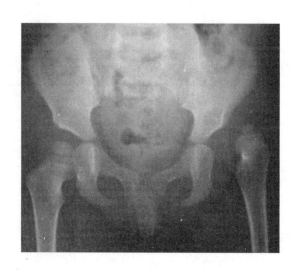

汕头大学出版社

图书在版编目（CIP）数据

先天性髋关节脱位的防治 / 陈强主编. —汕头：
汕头大学出版社，2018.8
ISBN 978 - 7 - 5658 - 2869 - 0

Ⅰ．①先…　Ⅱ．①陈…　Ⅲ．①髋关节—关节脱
位—防治　Ⅳ．① R681.6

中国版本图书馆 CIP 数据核字（2018）第 187752 号

先天性髋关节脱位的防治　XIANTIANXING KUANGUANJIE TUOWEI DE FANGZHI

主　　编：陈　强
责任编辑：邹　峰
责任技编：黄东生
封面设计：郭　炜　吴曼婷
出版发行：汕头大学出版社
　　　　　广东省汕头市大学路 243 号汕头大学校园内　　邮政编码：515063
电　　话：0754-82904613
印　　刷：廊坊市海涛印刷有限公司
开　　本：787 mm × 1092 mm　1/16
印　　张：10
字　　数：193 千字
版　　次：2018 年 8 月第 1 版
印　　次：2018 年 8 月第 1 次印刷
定　　价：50.00 元
ISBN 978 - 7 - 5658 - 2869 - 0

发行 / 广州发行中心　　通讯邮购地址 / 广州市越秀区水荫路 56 号 3 栋 9A 室　　邮政编码 /510075
电话 /020-37613848　　传真 /020-37637050

本书的创作受广州市科技计划项目支持

（项目编号 201609010080）

作 者 简 介

陈强，副主任医师，医学博士，硕士研究生导师，1992
年在原第一军医大学（现南方医科大学）获医学学士、医学
硕士学位，1998年在中山医科大学获医学博士学位。曾任湖
南省脊柱脊髓损伤专业委员会委员，曾因主刀完成重大手术
被湖南卫视、湖南日报等媒体集中报道。荣立三等功一次。
曾获得军队科技成果三等奖3项，四等奖一项。现任广东省
肿瘤康复学会委员、广东省自然科学基金项目评审专家、
广东省科技计划项目评审专家、广东省科技奖励项目评审专
家、广东省劳动能力鉴定专家库成员，广东省医疗器械评审
专家、广州市医疗事故鉴定专家，曾赴北京、上海、香港

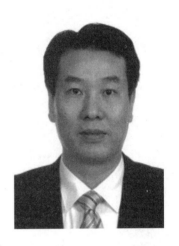

中文大学、意大利RIZZOILI骨肿瘤中心等地交流学习，在国内外发表医学论文（包括
SCI论文）50余篇，参与编写《骨科外固定学》著作一部，获国家发明专利、国家新型
实用专利4项，主持省、市科技计划等各类科研基金4项。对成人骨科、颈椎病、腰椎
间盘突出、关节炎、关节置换、儿童骨科、先天性髋脱位、脑瘫、小儿麻痹后遗症、马
蹄足、脊柱侧弯、肢体畸形矫正、下肢延长、骨质疏松、骨髓炎、膝内、外翻（O形、
K形、X形腿）畸形等治疗有深入研究和丰富的治疗经验，完成了大学龄儿童先天性髋
脱位的手术治疗，同时主办了多期广东省继续教育项目《先天性髋关节脱位治疗新技
术》学习班，向全省及周边省份医院推广和传播先天性髋关节脱位的治疗新技术，为广
大患儿造福。2017年获广东省卫生计生委适宜推广项目资助，向全省基层医院推广先髋
治疗经验。在工作中阅读了大量有关的文献，不断揣摩技术细节，思考改良和提高的方
法，先后完成了南方医科大学南方医院首例先髋脱位多部位联合骨盆截骨术及首例先髋
脱位Tachdjian三联骨盆截骨术，实现了多个新的突破，在省内外有较高的知名度，对骨
肉瘤、尤文肉瘤、软组织肿瘤也有丰富的经验，经治疗的病人远期生存率高并能保持良
好的生活质量。擅长脊柱损伤、腰椎间盘突出、颈椎病、腰椎管狭窄、颈腰痛、脊柱肿
瘤、骨盆肿瘤、骶骨肿瘤、骨肿瘤、软组织肿瘤的诊治。

目录

第一章　先天性髋关节脱位的概述

　　小儿先天性髋关节脱位（小儿先天性髋关节发育不良），简称 CDH（congenital displasia of the hip，），又称发育性髋关节脱位或发育性髋关节发育不良（developmental displasia dislocation of the hip，DDH）及髋发育不全，是小儿最常见的畸形，也是一种对儿童健康影响较大的病变，是导致儿童肢体残疾的主要疾病之一。特点是指发生在出生前或者出生后股骨头和髋臼在发育或者在解剖结构中出现异常一系列的髋关节病症，病变常累及髋臼、股骨头、关节囊及髋周韧带肌肉。它可以是非常轻微的髋关节发育不良，也可以是导致成人期严重关节功能障碍的髋关节脱位性病变。

　　发育性髋关节脱位有一定种族性和家族性，多为单发。先天性髋关节脱位包括脱位前期病变，在脱位前期髋关节没有脱位现象，只有髋臼、股骨头和关节囊发育不良，在患儿站立和开始行走之前的 1 岁以内，虽然已有病变存在，但症状不明显或较轻，无明显症状和体征，孩子的父母在早期不易发现。当婴儿开始站立、学走路以后，髋关节才逐渐发生脱位，已经发生半脱位或全脱位的小儿症状比较明显，但常因这种小儿刚开始学走路，家长不易发现小儿病态。患有此病的孩子学走路的时间比较晚，走路时斜着走，像螃蟹爬或鸭子走，站立时腰部明显前凸。但有些粗心的父母认为孩子走路不稳或跛行是软骨症所致，不停地给孩子吃钙片、鱼肝油，使病情一拖再拖，丧失了治疗最佳时机，给患儿留下了终身残疾和痛苦。

　　先天性小儿髋关节脱位如能早期发现，早期治疗，效果比较好，治愈率也高。如果发现晚，治疗过程长，小儿痛苦大，效果不理想。因此，必须引起高度的重视，此病诊治时间的早晚直接影响治疗效果的好坏，如果患儿在一周岁以内，绝大部分保守治疗即可，如果超过一周岁，就只能采取手术治疗，且手术成功率随年龄增长而降低。

一、小儿先天性髋关节脱位病因

　　目前，小儿髋脱位的发病原因还不完全清楚，但主要有以下几个因素：遗传因素、胎位不正（尤其是臀位产）、母亲小骨盆、后天因素影响（如不正确捆绑包扎婴儿）、特发性（即排除以上因素）。但很难以单一的因素来解释本病的原因，一般认为遗传和原发性胚质缺陷对发病可能起重要作用。

　　常见的引起髋关节脱位的因素有三种，很多专家都认为造成髋关节脱位的因素并不是单一的。

（一）遗传因素

有学者报道一个家系都有浅髋臼的表现，遗传因素无可否认的事实说明此症有明显的家族史，尤其在双胎婴儿中更为明显，有此症之患者家族中其发病率可以高达20~30%，而且姐妹中更为多见。同样的疾病在姐妹中可以出现髋脱位半脱位与发育不良三种类型，倘若不进行详细的，早期的检查与 X 线片诊断，除第一类之外，后两类往往可以遗漏。

（二）韧带松弛因素

近年来越来越多的报告证明关节韧带松弛是一个重要因素。妇女在分娩过程中受雌激素的影响，妊娠后期母亲雌激素分泌增多会使骨盆松弛，有利于分娩，也使子宫内胎儿韧带产生相应松弛，在新生儿期较易发生股骨头脱位。有研究表明在动物实验中将小狗的关节囊，圆韧带切除后，产生髋脱位现象的百分比很高，临床工作中证实 X 线片中耻骨联合的分离在髋脱位病例中为正常婴儿的两倍，被认为这是母体在生产过程中需要大量的内分泌使韧带松弛，超量的内分泌变化是引起髋脱位一个重要的因素。同时，研究学者在新儿髋脱位病例 3 天以内发现尿中雌酮（Estrone）雌二醇 17β（Estradil）排出量与正常婴儿比较有变化，但是利用 16 个病婴儿与 19 个正常婴儿比较，逐月测量时，经统计学处理发现没有区别。因此，内分泌变化引起韧带松弛学说尚不能成立。

（三）体位与机械因素

髋脱位病例中臀位产有人报道高达 16-30% 之多，正常生育中臀位产仅占 3%。臀位产时有异常屈髋的机械应力，可导致股骨头后脱位。有文献报道指出，胎儿的髋关节开始是间质性软骨形成的裂隙，先呈深凹圆形，然后逐渐变浅，呈半圆形。出生时，髂骨、坐骨及耻骨仅部分融合，髋臼窝极浅，所以分娩时胎儿髋关节有很大的活动幅度，以使胎儿容易通过产道。因此，胎儿在出生前后这段时间内，最容易发生髋关节脱位。若胎儿下肢置于伸直内收位，则股骨头不易置于髋臼的深处，极易脱位。 出生后的体位亦有人认为是引起此病的一个因素。如在瑞典和美洲印地安人的发病率高的原因是由于婴儿应用襁褓位有关。在中国，许多人按照地方传统和习惯，将婴儿用襁褓服包裹，迫使髋关节处于伸直位，也可增加先天性髋关节发育不良的发病率。

以上三种因素是髋关节脱位比较常见的病因，一般遗传因素所占的比例比较高，这和孕妈妈在怀宝宝时的日常生活习惯就很大的联系，所以，预防髋关节脱位要从病因着手，在宝宝出生之前就要有预防意识，避免髋关节脱位带来的悲剧。

二、发病率

先天性髋关节脱位其发生率世界各地区有较明显差别，我国并没有完全整的统计资料，就上海某些产院调查的约为 0.91‰，北京地区为 3.8‰，沈阳某院为 1.75‰，香港为 0.07‰，这些资料都不够全面，也不能反映我国的发生率，估计我国的发生率大概为 1‰~3‰。约 20% 的先髋脱位有家族史，80% 的先髋脱位是第一胎，沈阳某院新生儿普查家族遗传为 1/14，加拿大多伦多儿童医院 226 例中只有 4 例有遗传史；遗传因素并非为先髋脱位发病的重要因素。

先髋脱位发病率以女孩占绝对优势，我国统计男女之比为 1：4.75。地区与种族的发病率有很大差别，这与遗传因素、环境影响和生活习惯有关；习惯背背婴儿的民族发生率低，如南非、中非一些地区，爱斯基摩人，朝鲜族人和广东、香港地区；喜欢用捆绑方法的民族，使新生儿髋关节固定于伸展、内收位，其发生率明显增高，如北意大利，北美印地安人，德国和北斯堪地那维亚半岛以及我国汉族的习惯。冬季出生的婴儿，其发生率明显增高。臀位产发病率较高，国外约 23%，上海 26%，沈阳 28.5%，正常生产中只占 5%；臀位产发生先髋脱位较头位产高 10 倍；剖腹产发生先髋脱位较阴道产高，上海统计占 30%，有显著差异，同时发现剖腹产中体重重的婴儿发病率高。

三、预防先天性髋关节脱位怀孕期间注意事项

孩子一出生就有髋关节脱位，是现在并不少见的情况。对此作为父母就要注意了，要了解如何预防宝宝先天性髋关节脱位。准妈妈在怀孕期间就应该要做好对先天性髋关节脱位的预防。先天性髋关节脱位的发病率以女宝宝居多，臀位产的发病率比头位产高，剖腹产的发病率比顺产高。特别是剖腹产中体重较重的宝宝，这些资料作为准父母也可以参考一下。

孕妇怀孕期间不要弯腰曲身干活。以避免出生后的孩子得先天性髋关节脱位。在怀孕期间的 10 个月里，孕妇要仰坐，孕妇不要弯腰曲身干活。应该避免激烈的运动，不宜在压迫腹部的姿势长时间站立

怀孕初期可能会类似感冒的症状，若胡乱买成药吃，所以平日在任何情况下，都不要任意服用成药，最安全的办法是去看医生，不要勉强做剧烈的运动，此外，若非必要，不要随意作 X 光照射，平常如有做运动的习惯，仍可持续，但必须是轻松且不费力，如舒展筋骨的柔软体操或散步，剧烈运动应避免尝试，也不宜搬重物和长途旅行，至于操作家务不要勉强，上下楼梯要平稳，尤其应随时注意腹部不要受到压迫。上班的职业妇女，应保持愉快的工作情绪，以免因心理负担过重、压力太大而影响胎儿的发育。

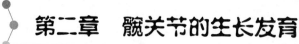

第二章　髋关节的生长发育

一、正常髋关节结构与功能

　　髋关节由髋臼和股骨头组成，髋关节是人体最大，关节窝最深，髋关节也是最典型、最完善的杵臼关节，它既坚固又灵活。由股骨头与髋臼相对构成，属于杵臼关节。髋臼内仅月状面被覆关节软骨，髋臼窝内充满脂肪，又称为 Haversian 腺，可随关节内压的增减而被挤出或吸入，以维持关节内压的平衡。在髋臼的边缘有关节盂缘附着。加深了关节窝的深度。在髋臼切迹上横架有髋臼横韧带，并与切迹围成一孔，有神经、血管等通过。关节囊厚而坚韧，上端附于髋臼的周缘和髋臼横韧带，下端前面附于转子间线，后面附于转子间嵴的内侧（距转子间嵴约 1 厘米处），因此，股骨颈的后面有一部分处于关节囊外，而颈的前面则完全包在囊内。所以股骨颈骨折时，根据其骨折部位而有囊内、囊外或混合性骨折之分。髋关节周围有韧带加强，主要是前面的髂股韧带，长而坚韧，上方附于髂前下棘的下方，呈人字形，向下附于股骨的转子间线。髂股韧带可限制大腿过度后伸，对维持直立姿势具有重要意义。此外，关节囊下部有耻骨囊韧带增强，可限制大腿过度外展及旋外。关节囊后部有坐骨囊韧带增强，有限制大腿旋内的作用。关节囊的纤维层呈环形增厚，环绕股骨颈的中部，称为轮匝带，能约束股骨头向外脱出，此韧带的纤维多与耻骨囊韧带及坐骨囊韧带相编织，而不直接附在骨面上。股骨头韧带为关节腔内的扁纤维束，主要起于髋臼横韧带，止于股骨头凹。韧带有滑膜被覆，内有血管通过。一般认为，此韧带对髋关节的运动并无限制作用（图 2-1，2-2，2-3，2-4）。

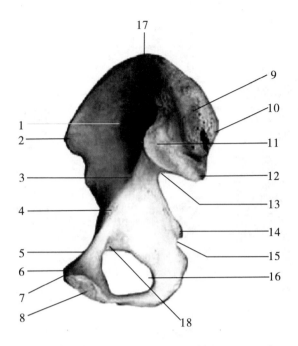

1 髂窝　2 髂前上棘　3 弓状线　4 髂耻隆起　5 耻骨梳　6 耻骨结节　7 耻骨嵴　8 耻骨联合面　9 髂粗隆　10 髂后上棘　11 耳状面　12 髂后下棘　13 坐骨大切迹　14 坐骨棘　15 坐骨小切迹　16 闭孔　17 髂嵴　18 闭孔沟

图 2-1　骨盆解剖结构（内侧面）

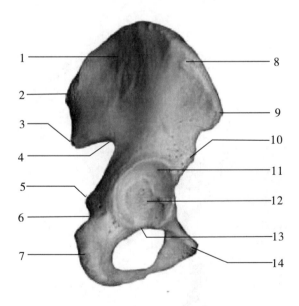

2 髂骨翼　2 髂后上棘　3 髂后下棘　4 坐骨大切迹　5 坐骨棘　6 坐骨小切迹　7 坐骨结节　8 髂结节　9 髂前上棘　10 髂前下棘　11 月状面　12 髋臼窝　13 髋臼切迹　14 耻骨结节

图 2-2　骨盆解剖结构（外侧面）

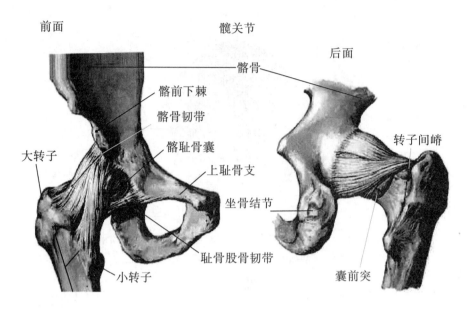

前面　　　　　　　　　　髋关节

后面

髂骨

髂前下棘

髂骨韧带

髂耻骨囊

上耻骨支

坐骨结节

大转子

小转子

耻骨股骨韧带

转子间嵴

囊前突

图 2-3　正常髋关节的结构（前面、后面）

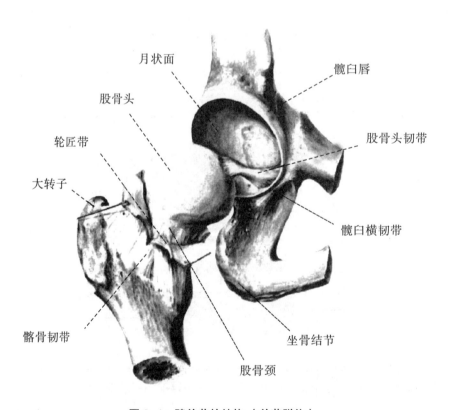

月状面

髋臼唇

股骨头

轮匠带

股骨头韧带

大转子

髋臼横韧带

髂骨韧带

坐骨结节

股骨颈

图 2-4　髋关节的结构（关节脱位）

6

髋关节为多轴性关节，能作屈伸、收展、旋转及环转运动。但由于股骨头深嵌在髋臼中，髋臼又有关节盂缘加深，包绕股骨头近 2/3，所以关节头与关节窝二者的面积差甚小，故运动范围较小。加之关节囊厚，限制关节运动幅度的韧带坚韧有力，因此，与肩关节相比，该关节的稳固性大。而灵活性则甚差。这种结构特征是人类直立步行，重力通过髋关节传递等机能的反映。当髋关节屈曲、内收、内旋时，股骨头大部分脱离髋臼抵向关节囊的后下部，此时若外力从前方作用于膝关节，再沿股骨传到股骨头，易于发生髋关节后脱位。

1. 结构

髋臼呈倒置半球形，占球体的 170°～175°，位于髋关节外侧的中部，轴前外下方，髋臼是由耻骨、坐骨、髂骨三部分组成。髋关节的顶部占髋臼面积的 2/5，由髂骨组成，后壁占髋臼的 2/5，由坐骨构成，前壁占髋臼面积的 1/5，由耻骨构成，髋臼的上部厚而坚强，在直立时可将躯干的重量传达至股骨头。

股骨头呈圆形，约占圆球的 2/3，股骨头上面完全为关节软骨所覆盖，内侧稍有一小窝，称股骨头凹，为股骨头圆韧带附着点，内有少量血管，股骨头由此可获少量血液供应。

股骨颈的下部有两个隆起，外侧为大转子，内侧为小转子，其上及其附近有许多肌肉附着。

2. 主要功能

髋关节主要功能为负重，将躯体的重量传达给下肢，同时能做相当范围的前屈、后伸、内收、外展、内旋、外旋和环转运动，且有吸收、减轻震荡的功能。其位置在全身的中部，结构特殊，当全身剧烈运动时，髋关节结构能适应由骨的杠杆作用产生的巨大力量。

当髋关节受损伤和患病时，主要治疗原则是恢复其解剖形态和功能，两者不能兼顾时，以恢复髋关节负重功能为主，运动功能次之，严重股骨头坏死经非手术治疗不疼痛，可以站立行走，生活达到自理，虽说在解剖形态上不如正常人，有点变形，也是可以接受的。

二、正常髋关节的生长发育过程

正常髋关节的生长发育涉及到两个概念：生长和发育。生长是指细胞增殖和体积改变，发育是指结构和功能的成熟过程。胎儿通常在孕 7 周左右出现股骨和髋部 Y 型结构，髋关节最初时十分浅，随着股骨头和髋臼的分离形成髋关节，髋臼也随之加深。在股骨头和髋骨之间发育成为一个组织结构间隙，后经历溶解退变后形成关节间隙、滑膜和圆韧带，周边结构发育形成髋关节和股骨头关节面软骨。沿着髋关节边缘聚集的胚基组织细胞发育成关节盂唇和关节囊，在胚胎达 28 周时，跨过髋臼下方有横韧带长入，在股骨颈和股骨干之间出现倾斜角，髋部肌肉群形成，髋关节早期生长阶段完成。随着胚胎的继续生长，髋关节在第十一周完全形成，髋臼关节面的软骨已经分化良好，在这个阶段，胎儿处于保持髋关节屈曲、外展和外旋位，关节囊、圆韧带、关节盂唇、横韧带、和肌肉都已完全形成，直到胎儿第35周，髋关节的生长只是体积继续增大，逐渐发育。在此过程中，由于髋关节处于屈曲状态，任何不恰当的因素都可能导致髋关节及其周边结构发育不良，导致出生后的髋关节发育不良、半脱位或者脱位，导致疾病的发生。

三、髋关节脱位的生长发育过程及病理改变

先天性髋关节脱位的病理变化包括骨质变化及周围软组织改变两部分：

（一）骨质变化

髋关节发育不良是根本的变化，这种变化包括髋臼、骨盆、股骨头、股骨颈，严重者还可影响到脊柱。

1. 髋臼　完全性髋关节脱位者出生时尚属正常，随着生长发育髋臼逐步变狭而浅。髋臼唇盂增厚，由于股骨头的不断挤压可造成内翻或外翻，髋臼后上方由于股骨头的挤压形成假臼，髋臼前缘内上方往往可见一缺损。髋臼由于没有股骨头的造模作用而发育不良，髋臼逐渐变小，变浅。Ponseti等通过病理检查发现，髋臼软骨由紧临髂骨的骺板、中层的马蹄软骨及表面的关节软骨构成。病理情况下，软骨细胞变性，且大体形态异常，导致了臼底及臼缘化骨障碍，使臼窝变浅及弧度变小。此时，"Y"形软骨发育正常，使髂骨倾斜向上方生长，致臼角开大，导致髋臼发育异常（图2-5）。

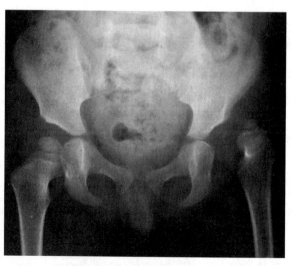

图2-5　左侧髋关节脱位，髋臼变小，变浅，发育异常

2．股骨头　新生儿的股骨头为畸形，表面有光滑的软骨面，而后由于脱位于髋臼外，股骨头的形状可逐步改变，头可变大或变小，呈尖锥形或茸形，股骨头受压处往往出现部分股骨头扁平。股骨头骨骺出现迟缓。（图2-6）。

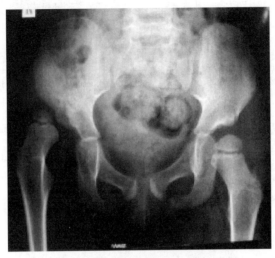

图2-6　右侧髋关节脱位，股骨头扁平

3．股骨颈　由于髋关节脱位，股骨颈一般变短而粗，造成肢体缩短。股骨颈前倾角变大，据 Caffey 报道正常新生儿前倾角为 25°，以后逐步减少至 5°～15° 之间，当股骨头外移后，由于正常肌力作用，向股骨头向前旋转，前倾角因而增大，一般在 60°～90° 之间。如果能早期复位，前倾角多能逐步自行纠正。尤其在 1 岁以内得到复位者几乎都能恢复正常。

4．骨盆和脊柱　脱位一侧的骨盆往往伴有发育不良情况，髂翼较斜，坐骨结节较分开。在两侧脱位时，以上病变存在外，骨盆向前倾斜而使腰前突弧度增加，有时可以出现侧弯。

（二）软组织变化

这是指所有一切髋关节周围的软组织包括皮肤、筋膜、肌肉、肌腱、关节囊、韧带以及髋关节内盘状软骨，其中以关节内盘状软骨、关节囊与肌腱最重要（图2-7）。

1．盘状软骨（Limbus）　正常 14.8mm 的胚胎，髋关节是一堆间质细胞，此后髋臼与股骨头之间出现间隙，间质细胞块中间开始吸收至仅存边缘。到达 25mm 时出现关节囊与髋臼环状韧带（glenoid labrium）任何机械刺激在髋臼形成的主要阶段时就会产生正常间质停止吸收出现盘状软骨，实际上盘状软骨吸收不全多半见于髋臼后上部，它的增生与肥大使股骨头不能直接指向髋臼中心。Leveurf 与 Somerville 认为这是髋脱位的主要原因，复位的关键。

2. 关节囊 正常的髋关节囊是一层纤维组织 0.5 ~ 1.0mm 厚薄。自从股骨头脱离髋臼向外向上移位，小孩负重后，关节囊受到牵拉而增长增厚有时可大 2 ~ 3mm 之多，长期牵拉使关节囊与髋臼上方髂翼粘连，加上圆韧带、盘状软骨与关节囊之间粘连，形成整整一片结缔组织，阻碍股骨头进入髋臼。关节囊在后期呈葫芦形，有狭窄的颈部，股骨头本身就不能通过。

3. 肌肉 由于股骨头向上移位，凡是起自骨盆沿股骨向下行走的大部分肌肉都发生短缩，其中以内收肌及髂腰肌更为明显，后侧肌群包括臀肌，亦有缩短，肌力减弱，出现摇摆步态。

4. 圆韧带 正常圆韧带连接股骨头中心凹与髋臼之内下方。髋关节脱位病例中，关节囊与圆韧带同时受到牵拉而增长增厚，久而久之圆韧带与关节囊粘连成一片而消失。

5. 筋膜 可见到臀筋膜有挛缩，患者不能内收，这种筋膜都有纤维组织增生，严重者有胶原变性。手术中必须进行筋膜松懈才能保证复位。

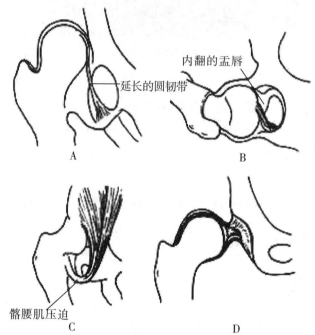

A 圆韧带延长 B 关节盂唇内翻 C 髂腰肌压迫 D 关节囊向上拉长呈葫芦样狭窄

图 2-7 发育性髋关节脱位的病理改变

四、先天性髋关节脱位分型和分级

（一）先天性髋关节脱位按病理改变的严重程度分为三型（图 2-8）

1. 髋关节发育不良：又称为髋关节不稳定，X 线片常以髋臼指数增大为特点，多数采用髋关节外展位而随之自愈，约 1/10 将来发展为先天性髋脱位，还有少数病例持续存在髋臼发育不良，年长后出现症状。

2. 髋关节半脱位：X 线片有髋臼指数增大，髋臼覆盖着部分股骨头，这是一种独立的类型，可长期存在而不转化为全脱位。

3. 髋关节全脱位：股骨头完全脱出髋臼。

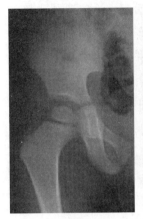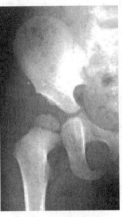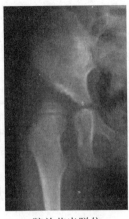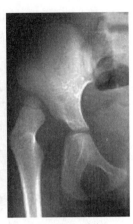

正常髋关节　　　　　　髋臼发育不良　　　　　　髋关节半脱位　　　　　　髋关节全脱位

图 2-8　先天性髋关节脱位按病理改变的严重程度分为三型

（二）根据股脱骨头位的高低可分为四度（Tonnis 分级）（图 2-9）

Ⅰ度：股骨头仅向外方移位，位于髋臼同一水平。

Ⅱ度：股骨头向外、上方移位，相当于髋臼外上方水平。

Ⅲ度：脱出的股骨头位于髂骨翼的部位。

Ⅳ度：脱出的股骨头上移达骶髂关节水平。

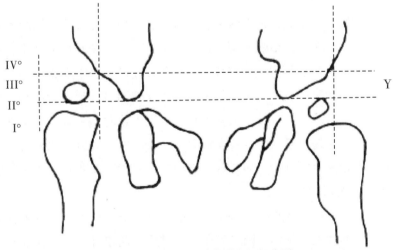

图 2-9　先天性髋关节脱位四级分型

第三章 如何早期发现和诊断先天性髋关节脱位

先天性髋关节脱位的预防和治疗，特别强调早期发现、早期治疗，治疗越早越好，如果在婴儿期治疗，孩子将来走路正常，也不会在以后的生活中有什么影响。但是如果耽误了治疗，就有可能造成永久性的跛行，或是髋关节炎，所以掌握一些早期发现孩子异常的知识就显得尤其重要。

先天性髋关节脱位的发病率以女宝宝居多，臀位产的发病率比头位产高，剖腹产的发病率比顺产高。特别是剖腹产中体重较重的宝宝，如果小孩属于上述情况，家长就要特别留意孩子的一些表现，及时发现孩子的异常。

一、先天性髋关节脱位的表现有哪些

先天性髋关节脱位在出生时无明显症状和体征，孩子的父母在先天性髋关节脱位早期不易发现，特别是髋关节半脱位或髋关节发育不良的儿童，常常在小儿会走路时才注意到，但有些粗心的父母认为孩子走路不稳或跛行是软骨症所致，不停地给孩子吃钙片、鱼肝油，使病情一拖再拖，丧失了治疗最佳时机，给患儿留下了终身残疾和痛苦。

先天性髋关节脱位各个不同年龄阶段其临床表现完全不同，在出生后 0-6 月的患儿可出现下肢活动障碍，其单侧肢体运动较对侧差、患侧下肢短缩、双侧皮纹及会阴部不对称等；宝宝不太愿意做要把两腿分开才能做的事情；给宝宝换尿布时，听到关节有响弹声等等。

先天性髋关节脱位包括脱位前期病变、半脱位和脱位，在脱位前期髋关节没有脱位现象，只有髋臼、股骨头和关节囊发育不良，在患儿站立和开始行走之前的 1 岁以内，虽然已有病变存在，但症状不明显或较轻。当婴儿开始站立、学走路以后，髋关节才逐渐发生脱位。已经发生半脱位或全脱位的小儿症状比较明显，到了学步期，患有此病的孩子学走路的时间比较晚，宝宝却不太爱走路，宝宝走路时，老是一只脚叠在另一只脚上，走路时斜着走，像螃蟹爬或一摇一摆像只小鸭子，站立时腰部明显前凸；宝宝的两下肢不等长等，根据宝宝的月龄，如果有 1-2 项情况发生，就要考虑他是不是髋关节脱位了，家长千万不要掉以轻心。

到了学龄前，孩子则有可能出现 Trendelenburg 征阳性，或者行走过多后出现髋关节疼痛。如果为完全的髋关节脱位，则患者在行走时将出现跛行，对侧骨盆下垂，在单侧髋关节脱位的患者中患儿试图通过脚尖行走或屈曲对侧膝关节来平衡病侧肢体的短缩。如果为双侧髋关节脱位，则出现典型的鸭步，会阴部间距增宽，增大的骨盆前倾和股骨头后脱位导致腰椎前突和腹部隆起。

　　所以在孩子的每个生长阶段，都需要密切、及时地观察小孩的活动情况，及时发现先天性髋关节病变，及时治疗，避免病情加重。

二、3月内新生儿诊断先天性髋脱位的方法有哪些

通过观察患儿的表现及体格检查，有助于家长及医生早期发现患儿的异常。

1. 新生儿和婴儿期的表现主要有：

（1）关节活动障碍：首先观察新生儿下肢的外形，臀部增宽，大腿短粗，小腿细长，患肢常呈屈曲状，活动较健侧差，蹬踩力量位于另一侧。髋关节外展受限，可见明显臀部较对侧增宽（图3-1，3-2）。

（2）患肢短缩：患侧股骨头向后上方脱位，常见相应的下肢短缩，可见膝盖处横纹上移（图3-3，3-4）。

（3）皮纹及会阴部的变化：可看到两侧腹股沟的皮纹长短不一，臀部及大腿内侧皮肤皱褶不对称，患侧皮纹较健侧深陷，数目增加。女婴大阴唇不对称，会阴部加宽。

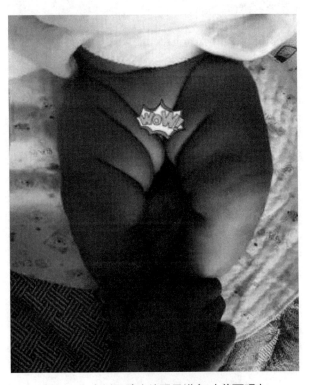

图3-1　右侧下肢皮纹明显增多（前面观）

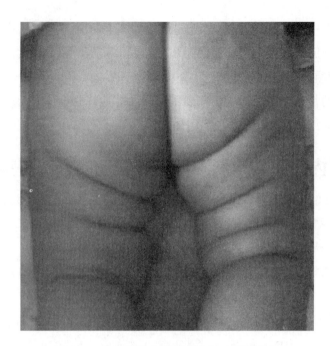

图 3-2　右侧下肢皮纹明显增多（后面观）

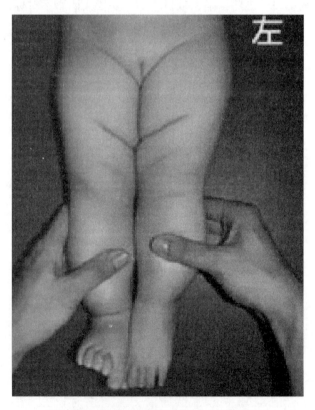

图 3-3　双侧下肢皮纹不对称（前面观）

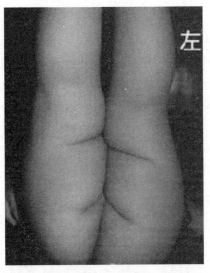

图 3-4　双侧下肢皮纹不对称（后面观）

三、4 月 -1 岁儿童诊断先天性髋脱位的方法有哪些

通过观察患儿的表现及体格检查，有助于家长及医生早期发现患儿的异常，

在 4 月 -1 岁儿童年龄段还可通过一些体格检查，进一步发现异常情况，结合 B 超、X 线照片，能确诊有无脱位或髋关节发育不良。

4 月 -1 岁儿童体格检查方法：

1. 患肢短缩畸形：除短缩外，同时有内收畸形（图 3-5）。

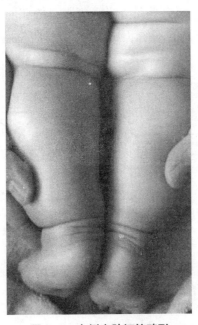

图 3-5　左侧患肢短缩畸形

2. 蛙式试验：在西方一些发达国家，每个新生儿娩出后，助产士都必须对其做一次蛙式试验，让孩子仰卧在桌面或床上，将其双腿髋、膝关节各屈曲90度（成直角），然后握住新生儿双膝外展，如为正常，应双膝外侧能够触及床面。如有脱位，则不能触及床面。有的在外展至75～80°时会突然有一弹跳感，以后才触及床面。如哪条腿的膝外侧不能平放在桌面上，就有脱位的可能。这是早期发现先天性髋关节脱位最简便的检查方法（图3-6）。

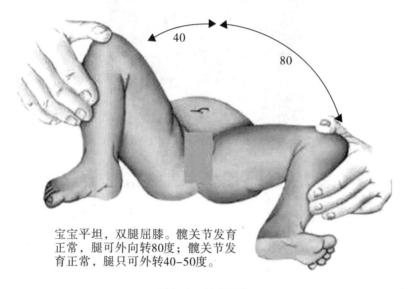

宝宝平坦，双腿屈膝。髋关节发育正常，腿可外向转80度；髋关节发育正常，腿只可外转40-50度。

图3-6 蛙式实验

3. 让孩子平躺在床上，将其两足齐平，脚跟并放在同一水平线上两踝部靠拢，然后屈膝约90°。如发现双膝高低不平，则是由于股骨脱位后上移引起，低侧则为脱位侧（图3-7）。

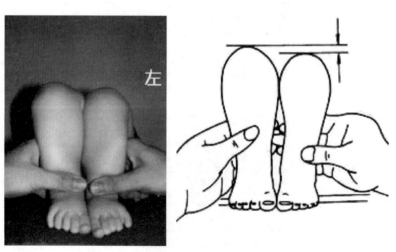

图3-7 左侧髋关节脱位，Allis 征阳性

4. 另外还可有患侧下肢比健侧短，不愿伸直，蹬腿无力，牵拉患脚伸直时患儿哭闹。

5. 小儿开始学步走路时，如发现小儿步态是斜行像螃蟹爬，或两侧一摇一晃，像鸭子走路一样，但患儿不觉疼痛时照样蹦跳。

6. 与正常儿相比，患儿屁股有些翘，正面观察整个骨盆呈菱形，说明股骨头不在髋臼内，而在髋臼外上方。如发现以上情况，应考虑是先天性髋关节脱位的可能，及时到医院骨科检查，并做 X 线拍片，检查髋臼发育情况及股骨头的位置。

四、学龄前儿童诊断先天性髋关节脱位的方法有哪些

先天性髋关节脱位包括髋臼、股骨头和关节囊发育不良，在患儿站立和开始行走之前的 1 岁以内，虽然已有病变存在，但症状不明显或较轻。当婴儿开始站立、学走路以后，髋关节才逐渐发生脱位，已经发生半脱位或全脱位的小儿症状比较明显，患有此病的孩子学走路的时间比较晚，走路时斜着走，像螃蟹爬或鸭子走，站立时腰部明显前凸。

症状：

1. 跛行步态：跛行常是小儿就诊时家长的唯一主诉。一侧脱位时表现为跛行；双侧脱位时则表现为"鸭步"，患儿臀部明显后突，腰前凸增大（图 3-8）。

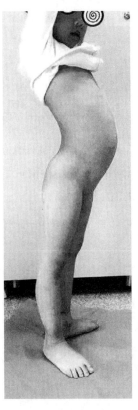

图 3-8　腰部明显前凸

2. 从开始走路到学龄前的先天性髋关节脱位儿童，其临床症状依据其病变程度不同而不同。如果是早期的髋关节发育不良，有可能检查不出临床异常。如果是髋关节半脱位，则有可能出现 Trendelenburg 征阳性，或者行走过多后出现髋关节疼痛。如果为完全的髋关节脱位，则患者在行走时将出现跛行，对侧骨盆下垂，在单侧髋关节脱位的患者中患儿试图通过脚尖行走或屈曲对侧膝关节来平衡病侧肢体的短缩。如果为双侧髋关节脱位，则出现典型的鸭步，会阴部间距增宽增大的骨盆前倾和股骨头后脱位导致腰椎前突和腹部隆起。

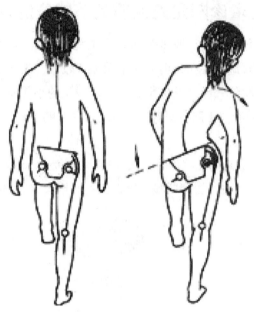

图 3-9　Trendelenburg 征阳性

在这个年龄段，通过 X 线照片检查可明确看到脱位或半脱位的股骨头，结合股骨头与髋关节其他骨骼的关系，如髋臼角的测定、shenton 线的描绘也可判断出无症状的髋关节发育不良，诊断相对较易（图 3-10，3-11）。

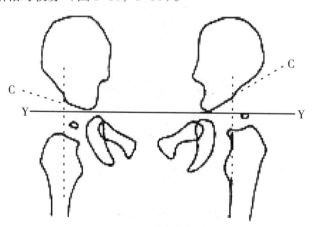

图 3-10　髋臼角测定

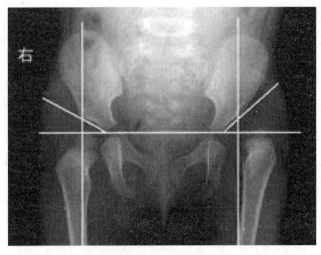

图 3-11 髋臼角测定

五、先天性髋关节脱位的 X 线检查方法

1. Von-Rosen（外展内旋位）摄片法

婴儿仰卧，使其两髋伸直并外展 45°，尽力内旋位摄片。正常时，股骨干轴线的向上延长线经髋臼外缘相交于腰骶平面以下。但髋关节脱位时，此线则经髂前上棘相交于腰骶平面以上。然而，个别患儿的髋关节脱位在外展、内旋位有自然复位的可能，结果表现正常。本法测量较为可靠，适用于新生儿期股骨头骨化中心尚未出现者。

2. Perkin 象限

股骨头骨骺核骨化出现后可利用 Perkin 象限判断髋关节的脱位情况。即在两侧髋臼中心间连一直线，称为 H 线，再从髋臼外缘向 H 线做一垂线（P 线），将髋关节划分为四个象限，正常股骨头骨骺位于内下象限内，在外下象限时为半脱位，在外上象限内时为全脱位（图 3-12）。

3. 髋臼指数 从髋臼外缘向髋臼中心连线，其与 H 线相交所形成的锐角，称髋臼指数，其正常值为 20° ~ 25°。小儿开始步行后，此角逐年减小，至 12 岁时基本恒定于 15° 左右。髋关节脱位时此角明显增大，甚至在 30° 以上。

4. CE 角 也叫中心边缘角（center edge angle），即股骨头中心点的垂线与髋臼外缘和股骨头中心点的连线所形成的夹角。其意义是检测髋臼与股骨头的相对位置，对髋臼发育不良或髋关节半脱位的诊断有价值。1939 年 Wiberg 首先采用测量 CE 角的方法评价股骨头与髋臼的关系，认为 CE 角正常 >25°，如 <20° 具有病理意义。1976 年 Fredrnsborg 对 CE 角的测量统计，正常范围为 25° ~51°，平均为 38°。

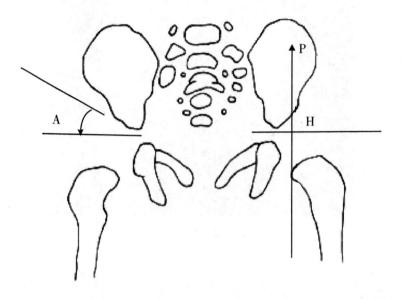

A 髋臼指数　H 两髋臼中心连线　P 髋臼外缘与 H 线的垂线 HP 形成 Perkin 象限

图 3-12　Perkin 象限和髋臼指数及 Shenton 线示意图

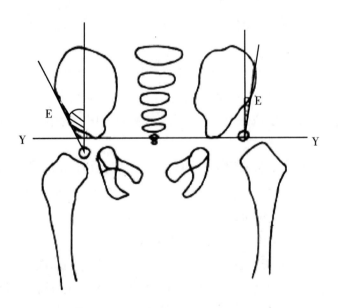

图 3-13　CE 角及 Shenton 线示意图

5．Shenton 线　正常时，闭孔上缘弧形线与股骨颈内侧弧形线相连形成一条连续的弧线，称为 Shenton 线，髋关节脱位时此线中断（图 3-14）。

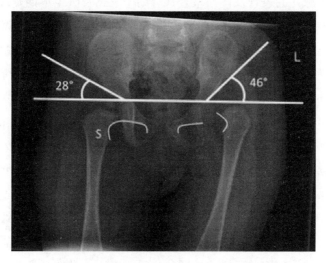

图 3-14　髋关节脱位时 Shenton 线中断

6．Simon 线　是髂骨外侧缘至髋臼的外上缘，然后向下、向外，沿股骨颈外缘形成一条连续的纵弧线。髋关节脱位时，此弧线也中断。

六、髋关节造影术

在婴儿期，股骨头尚未骨化，髋关节绝大部分属软骨，在 X 线片上不显影。故髋关节造影术有利于观察关节的透亮部分和软组织结构。方法是：患儿平卧位，全身麻醉，在无菌操作下，自髂前上棘以下 1.5～2cm 插入 18 号带有针芯的穿刺针，进入皮肤后，向下、向内对准髋臼，直至触及髋臼，然后转向外进入关节囊。注入造影剂。在正常髋关节可观察到：

1．股骨头的大小和形态。

2．髋臼的软骨缘。

3．环状区，即环绕关节囊的区域，可见透明区环绕股骨颈，将造影剂一分为二。

4．横韧带，表现为造影剂内下的压迹。

5．圆韧带。

先天性髋关节脱位时，如关节盂缘内翻，可在股骨头与髋臼间有充盈缺损，关节囊有明显收缩，髋臼内有带状阴影，表明为肥厚的圆韧带。

七、髋关节脱位的 B 超检查

虽然通过观察患儿的表现及体格检查，有助于家长及医生早期发现患儿的异常，临床上常用的体格检查和 X 线检查的可靠性和安全性仍然存在很大争议，需要一些损伤小、效率搞得检查手段加以帮助，更好地早期发现诊断先天性髋关节脱位。

Reinhard Graff 经过 20 多年临床经验八十年代发明应用超声波髋关节检查技术诊断发育性髋关节脱位的方法，向世界很多国家和地区开展推广，超声波髋关节检查技术诊断新生儿和小婴儿 DDH 在很多国家和地区得到了广泛使用。2007 年 Reinhard Graf 首次来华，向国内 100 多位专家学者传受，推动了发育性髋关节脱位的早期发现和早期治疗。超声波具有穿透软骨的特性，无辐射损伤，特别适宜股骨头尚未出现骨化的新生儿和婴儿中进行检查，操作简便，对仪器设备的要求不高，可以重复使用，适合在大范围新生儿和小婴儿人群中开展早期 DDH 筛查工作，已经成为 6 月内替代 X 线摄片对新生儿和婴儿发育性髋关节发育不良早期诊断和评估的首选方法。超声波比目前常用的 X 线检查方法能够更加早期地发现髋关节脱位的征象。对于小于 6 月的儿童，尤其是 4 月以下的儿童，超声波能够明确地体现出影像学的优势，并且能够减少婴幼儿电离辐射的危害。Graf 教授回顾分析了奥地利医生应用超声波筛查髋关节后的随访情况，从 90 年代髋关节脱位手术率 3.5‰下降到目前的 0.13‰，由此可见，应用超声波检查加上正确的早期治疗，大大减少了髋关节的后遗畸形，减少了髋关节手术的应用。出生后的早期处理，是阻止髋关节发育不良发展成晚期后遗畸形的第一道防线，超声波在这个阶段为我们提供了有价值的信息，经过正确的处理，获得正常的髋关节，因此称超声波是消灭儿童髋关节脱位的使者。

1. 检查方法：婴儿侧卧，背对检查者，髋关节屈曲，探头置于大转子上，纵轴与躯干纵轴平行，前后平移探头，获得较清晰的髋关节冠状断面声像图。然后将婴儿反方向侧卧，以同样的方法将扫查左侧髋关节。

婴儿正常及 DDH 髋关节冠状面二维超声结构特点正常对照组髋关节股骨头在骨化中心未出现以前，股骨头近无回声区，其轮廓由周围组织来显示。3-4 月骨化中心出现超声显示为强回声光斑，随着生长发育，骨化中心逐渐增大，呈典型的"新月形"强回声，后方伴声影。髂骨呈一水平强回声带，是髋臼内侧壁，也是髋臼底重要的标志。其外侧三角形无回声结构为软骨髋臼顶，覆盖在股骨头外上方，其向内下方延伸为弧形强回声结构是骨性髋臼顶，其内侧可见一无回声区为"Y"形软骨，骨性髋臼顶与软骨髋臼顶相延续，呈一弧形，与股骨头紧密吻合。软骨髋臼顶的内上方有一高回声的三角形结构，为髋臼盂缘，延伸至关节囊与股骨头之间，使之结合更紧密（图 3-15）。

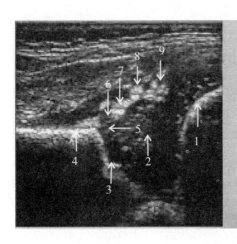

· 1、股骨颈骺板
· 2、股骨头
· 3、髂骨下缘
· 4、平直髂骨
· 5、骨缘转折点
· 6、软骨性髋臼
· 7、盂唇
· 8、关节囊
· 9、滑膜皱襞

图3-15　超声波髋关节检查标志

2. 分类及诊断标准

Reinhard Graf 双侧髋关节静态检查方法：是目前使用最广泛的诊断方法和分类。方法要求在标准图像上必须见〈1〉基线：自近端的软骨膜（proximalperichondrium）移行为髂骨骨膜（periosteum）的点做髂骨侧面的切线；〈2〉骨顶线：自髋臼内侧缘（inferior rim）做髋臼骨顶的切线；〈3〉软骨顶线：为骨缘至髋臼盂唇中央的连线。α 角是由骨顶盖线和基线相交而成的夹角，用来衡量骨性髋臼发育状况；β 角由软骨顶盖线和基线相交而成的夹角。代表软骨髋臼盖发育程度，根据 α 角的变化，将 α、β 角大小变化髋关节分为四个类型（图3-16，3-17）。

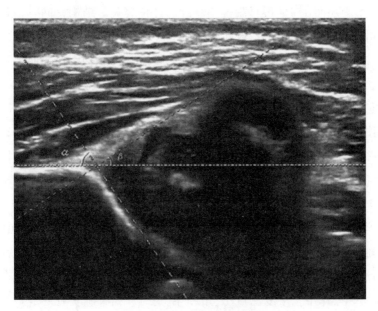

图3-16　α、β 角示意图

超声波髋关节检查Graf分类及诊断标准

分类	α角	β角	诊断标准
Ⅰ	>60°	<55°	正常髋关节
Ⅱ	50°~60°	55°~77°	髋关节发育不成熟或髋臼发育不良
Ⅲ	43°~50°	>77°	髋关节半脱位
Ⅳ	<43°	测不出	髋关节脱位
髋臼指数			18~35°
股骨头覆盖率：			>58%

图 3-17　超声波髋关节检查 Graf 分类及诊断标准

3. 超声检查的意义

超声检查无创、安全、易行、费用较低、并可动态观察，是早期 DDH 筛查最普遍且最有用的影像诊断方法。对于 6 个月以下的婴儿来说，髋关节主要由软骨构成，股骨头尚未骨化，超声是对此种不成熟髋关节成像诊断的首选方法。超声可使髋关节软骨构成部分及周围软组织解剖结构呈现直观视图，静态评估髋关节结构，同时动态观察髋关节稳定性。当股骨头骨化后超声的诊断价值降低，6 个月到 1 岁的婴儿应用 X 线观察髋关节更为可靠。如果超声无法清晰显示 Y 形软骨，就需要 X 线检查。当髋关节各部分仍可由超声清晰显示，时间窗可以相对放宽。

超声波髋关节检查技术诊断新生儿和小婴儿 DDH 在很多国家和地区得到了广泛使用，成为早期诊断 DDH 的首选方法。超声波髋关节检查技术对新生儿和小婴儿软骨性髋关节结构具有很高的分辨力，而且没有 X 线等影像学检查所造成的放射性损害，操作简便，对仪器设备的要求不高，可以重复使用，特别适合在大范围新生儿和小婴儿人群中开展早期 DDH 筛查工作。

国外许多学者报道了利用超声检查测量 α 角和 β 角作新生儿时期 DDH 的筛选，但出现了较高的假阳性结果，使 DDH 的发病率从 10‰左右上升到 70‰。这种过度诊断导致了不必要的治疗及医疗浪费。所以有学者认为不应做常规筛选，至多只在危险人群中进行检查。在实际操作中，重复测量 α 角和 β 角时，结果确实有一定差异，这就要求诊断医生熟练操作，准确认识超声图像上的解剖结构。尤其是骨化中心出现后，声影的遮挡无法判断股骨头的轮廓，活动其下肢，可以动态观察股骨头在髋臼内的活动情况。我们认为初次被诊断为 DDH 者，特别是 3 月以内的婴儿，要每隔 2 周重复观察三次，以避免检查者的人为因素造成的误差，以及由于发育延迟所造成的过渡治疗。对于运用 Palvik 吊带和做外展操治理的患儿，建议采取每隔 1 月检查一次的方法，及时观察治疗效果指导治疗方案。

超声检查髋关节操作简单，无辐射损伤，无侵袭性，可重复动态观察，能显示 X 线不能显示的部分，尤其是股骨头骨化中心尚未出现的新生儿及小婴儿 DDH 的早期诊断提供了依据。适合在大范围新生儿中开展早期 DDH 筛查工作，并可以在治疗过程中反复观察评估治疗效果，具有很大的临床应用价值。

最重要的是，影像学的发展为我们的早期诊断提供了有效的工具。超声波具有可以穿透软骨的物理特性，是在新生儿和小婴儿时期显示尚未骨化的髋关节结构的有效手段。在发育性髋关节脱位的诊断上，超声波比目前常用的 X 线检查方法能够更加早期地发现髋关节脱位的征象。

髋关节超声波检查正日益刷新着人们对于髋脱位诊断和治疗的认知。那么超声波检查图是否就简单等同于 X 线平片呢？超声波髋关节检查主要是测量指标为反映骨髋臼发育的 α 角，反映髋关节软骨和孟唇发状况 β 角。是判定髋臼发育覆盖值指标，以高质量的检测图像为依据，灵敏度高、检查图像可视性、准确性强、无福射线损伤、简便易行、允许重复操位可视的检查方法，及时对新生婴儿髋关节发育状况作出诊断评价，随着股骨头骨化中心的逐渐发育形成和增大，超声波穿透股骨头的受到遮挡，显示髋臼底部的能力也就下降。一般情况下大于 6 个月的婴儿准确性逐渐降低所以不适应超声波检查。

超声波图并不等同于 X 线平片。我们不能拿同一时期的超声波图与 X 线平片作对比。因为他们没有可比性。从技术角度来讲，两者图片某一区域的显像是存在一定的相关性，但由于两者的成像原理不同，不能进行简单的对比。因此，我们有时能够看到超声波图像上的进展，但是同期并不一定能看到 X 线平片上的改变，这种情况是很正常的。而且，通常来讲，超声波图像的改变要早于 X 线平片。还有，我们要科学地认识超声波图中角度 α 值的变化。α 值并不是一个定值，而是在不同年龄阶段逐步发育的过程。就像以不同年龄为横坐标，不同年龄 α 值的正常值有不同的坐标对应值。因此我们应该动态来评定髋关节 α 值是否存在异常，才能正确评判髋关节是否有异常，是否需要治疗。

必须指出的是，髋关节超声波图像只有显示了髋臼中央平面的图像才有价值，有诊断和比较的意义。因此髋关节超声波图像可以用作治疗过程中的监测，尤其对于支具或吊带治疗完全性脱位儿童的髋关节复位能力和稳定性的监测，有显著的指导作用，能及时有效地施行不同的治疗方案。

4．超声检查的适应证

美国超声医学协会（AIUM）、美国放射学会（ACR）、小儿放射协会（SPR）、超声影像医师协会（SRU）协同发表了发育性髋关节发育不良超声检查实践指南更新版（2013版），AIUM指南强调，以下6条为应用超声检查婴儿髋关节的适应证，但不限于此：

（1）体格检查或影像学检查髋关节有异常或可疑发现。

（2）有DDH家族史或遗传史，即婴儿父母一方和（或）兄弟姐妹患有DDH。

（3）臀先露，女婴且伸腿臀先露是重要高危因素。

（4）羊水过少或其他胎产式因素。

（5）神经肌肉病变（如先天性肌性斜颈、先天性足部畸形等）。

（6）检测应用Pavlik支具或其他固定装置治疗的DDH患者。

5．超声检查的禁忌症

超声检查婴儿DDH没有绝对禁忌症，但当股骨头骨化时超声检查的可靠性低于X线。

6．检查时机

（1）有危险因素的婴儿应在出生后尽早检查。

（2）有先天性髋关节脱位其它相关危险因素的尽早检查。DDH危险因素包括：女性、巨大儿、胎儿过度成熟、婴儿襁褓、其他引起体位性变形的宫内因素（如第一次怀孕、多胎等）。与DDH相关的一些一般特征还包括唐氏综合征、关节挛缩、Larsen综合征、斜头畸形、斜颈、膝关节过伸、足部畸形、脊柱侧弯和脊柱裂等。

八、先天性髋关节脱位的CT检查

由于计算机技术与螺旋CT技术的结合，产生了三维CT成像技术，对发育不良髋关节进行三维重建，能清晰、直观、立体地显示骨性髋关节的真实的解剖结构，可以提供在多个平面的观察和测量，但是CT检查的缺点是费用比较高，对人体有一定程度的伤害，无法区别股骨头软骨与邻近的软组织结构。

近来有些学者用CT检查婴幼儿的先天性髋关节脱位，可看到骨的缺损、髋臼变形引起脱位，并能看到骨的变化、软组织的嵌入、股骨颈的前倾及股骨头脱位的程度。

九、先天性髋关节脱位的磁共振检查

婴幼儿的髋关节处于发育中，出生时股骨头完全为纤维软骨和透明软所组成，一般生后4-6月时股骨头开始形成次发骨化中心，X线和CT不能直接显示未骨化的股骨头。仅能通过间接方法来估计股骨头位置。因此对于未出现骨化核的CDH，常规X线和

CT 检查不能直接观察到股骨头的位置，难以及时准确作出诊断，而 MRI 技术能直接显示软骨部分，不受骨化的限制，清晰区分股骨头骨化前后的位置，直接对股骨头位置进行三维评价，MRI 可直接明确诊断 DDH。

MRI 评价髋关节病理形态改变方面也具有优势。婴幼儿的髋臼是骨和软骨的复合体，髋臼软骨和 Y 形软骨共同保证髋臼软骨生长所需的扩大和重塑，既往研究证实骨性髋臼顶、臼顶关节软骨和周围的软组织共同维持髋的力学稳定性，其中髋臼顶部是髋臼的主要持重部分，其发育程度决定髋臼的角度和对股骨头的覆盖面积。过去 X 线和 CT 多将髋臼指数（AI）和髋臼商（AQ）作为评定髋臼顶发育和髋关节球形窝的参数，MRI 观察复位后髋臼软骨的发育比骨性的发育更加科学。软骨性髋臼指数（CAI）、软骨性髋臼商（CAQ）较骨性髋臼指数（BAI）比骨性髋臼商（BAQ）和 X 线平片髋臼指数（AI）、髋臼商（AQ）更加准确、敏感，能更好的反映股骨头复位后髋关节的发育情况，特别是软骨发育和髋臼球形窝的情况。MRI 显示的软骨发育变化提供了以后一段时间内髋臼发育的趋势，可以使部分病人避免做二次截骨手术。

MRI 能产生关节、肌肉、韧带、软骨、和滑膜等结构的高对比和高分辨率影像，它能清晰显示未分化的骨头，观察不同时期髋臼、股骨头的形态和软骨变化及软组织改变。有学者通过应用 MRI 对 DDH 患儿髋关节进行检查，结果 MRI 图像显示髋关节脱位后髋臼横韧带上移，髂腰肌肌腱嵌顿于股骨头和髋臼之间，阻止股骨头复位，这对医生手术前对病情的分析判断具有帮助。

MRI 股骨头成像尚可提示股骨头有无血运障碍，股骨头骺核信号不均，T1W1 股骨头高信号出现线状低信号，提示股骨头骺核发生缺血性改变。因此采用 MRI 扫描可及时了解 DDH 脱位髋关节股骨头缺血情况的变化，及时调整治疗方案。目前已开发的三维重建 MRI 图像对于髋臼软骨情况的反映十分准确，可用于软骨性髋臼指数的测量，同时显示术前术后股骨头的血运情况。这对减少先天性髋关节脱位术后股骨头缺血坏死起到重要作用。

MR 是衡量髋关节发育情况的另一重要指标。正常髋关节相比，脱位髋关节在切开复位大体达到并维持同心圆标准后，髋臼的整体发育较正常髋关节快，具有更大的生长发育和塑形能力。但术后引起髋关节持续脱位和复位失败的重要原因包括盂唇过大而翻转，臼横韧带外移，圆韧带增宽，关节腔内存在间置物，髋臼形态、股骨头严重变形等，因而尽早诊断髋脱位，寻找引起脱位的因素，观察髋关节病理改变，以决定髋脱位的最佳治疗手段。尽管 X 线有一定作用，但不能显示软组织和软骨结构，CT 可评价股骨头和髋臼形态，但软组织显示欠佳，髋臼软骨部分不可显示，且不能直接冠状面成像，MRI 可明确诊断髋脱位，三维显示上述结构，MRI 检查能充分满足临床需要，是诊断和指导先天性髋关节脱位治疗的良好手段。

第四章　新生儿先天性髋关节脱位的治疗

先天性髋脱位的孩子治疗原则是及早发现，及早就医，越早治疗越好。治疗方法因年龄不同而不同，年龄越小治疗方法越简单。如果宝宝的确有髋关节脱位，可采用保守疗法和手术治疗。一般对于出生 3 个月内的宝宝髋脱位，医生通常会采用保守疗法。适合出生 3 个月内的婴幼儿髋脱位保守疗法有三种：

1. Pavlik 吊带。

2. 连衣挽具。

3. Von–Rosen 铝制夹板支具。

目前在临床中 Pavlik 吊带目前使用较多。

一、Pavlik 吊带治疗

1. Pavlik 吊带的功能

Pavlik 吊带由金属扣，吊带，衬垫，尼龙搭扣，背带，护腰组成。用于治疗小儿先天性髋关节发育不良、髋关节半脱位或髋关节脱位。

在 DDH 能够做到早期筛查，早期诊断之后，其治疗大多数需要采用 Pavlik 吊带治疗。Pavlik 吊带是目前治疗年龄小于 6 个月 DDH 的首选、简单、经济、有效的治疗方法。佩戴吊带时维持髋关节屈曲 90–100°，外展＜ 65° 位，借助下肢重量使股骨头滑入髋臼并维持复位，达到治疗目的。屈曲、外展髋关节时，股骨头的轴线更加指向髋臼底部，并借助自身重力使髋臼与股骨头进一步贴合紧密，在两者相适应的相对活动中促进髋臼与股骨头的共同发育。

根据长期临床观察和研究，合理和正确使用 Pavlik 吊带治疗，是取得 DDH 良好治疗效果的重要前提。通过 Pavlik 吊带治疗治疗 90% 的出生 3 个月内患儿可以得到治愈。行吊带治疗后每周复查 X 光片并有医师调整支具，观察股骨头及髋臼对位情况，如果复位成功，通常继续佩戴，持续时间为发现髋脱位月份 X2。如果 3–4 周后仍没有复位则放弃吊带，改行下一步治疗方案。

部分原本脱位的髋关节，通过佩戴吊带获得复位，但仍不稳定时（医生根据查体或动态超声判断），需视具体情况改为固定更牢靠的外展支具或石膏裤固定，以促进关节的稳定。当获得稳定的复位后，髋臼仍发育不良时应继续治疗，但吊带因其固定力量相对较弱，仅适用于＜ 6 个月患儿，随孩子体型变胖，便需改为支具进一步牢靠固定。而且支具的佩戴相对简单，治疗后期利于家属拆卸、护理。

治疗初期，可能因髋关节尚未稳定，仍可自行脱出及复位，股骨头不断进出髋臼而产生弹性，家属应避免重复可触及弹响的动作，以免损伤髋臼壁或盂唇。另外，在复查时应告知医生，以便于医生进一步分析判断髋关节是否复位。在治疗后期髋关节稳定后，在一些孩子有时仍可感觉到关节在活动时发出响声，多数是由于肌腱在关节表面或骨面滑动产生的。

吊带仅轻柔的限制髋关节的伸直及内收活动。正常情况下，佩戴吊带后患儿应可自主进一步屈曲、外展髋关节，并有踢腿、蹬踹的动作。若患儿下肢活动减少明显，或不能主动伸直膝关节，伸直刺激足底时无明显的踢腿反应时应及时和医生联系，警惕发生股神经麻痹的可能。这种情况常见于体型较胖、而又未及时复查调整吊带的患儿，大腿近端脂肪较厚，屈髋时软组织堆积、压迫股神经；及时发现，调整或去除吊带后多可自行恢复正常。

2. 适应症

（1）出生至 1-6 个月，髋关节发育不良、半脱位或脱位者。

（2）脱位的髋关节通过屈髋、外展可以复位者。

3. 使用 Pavlik 吊带的禁忌证

（1）孩子年龄大（9 个月或 9 个月以上的）并能够站立的。

（2）先天性髋关节脱位通过 Ortolani 试验无法复位和不易复位的。

（3）股骨头屈曲超过 110°，才能指向 Y 形软骨的。

（4）不能够复位的 DDH。

（5）肌肉不均衡的髋关节僵硬。

（6）髋关节前脱位或向下脱位，屈髋无法复位的。

4. Pavlik 吊带治疗的正确使用方法

吊带主要有两个肩带、一个胸带、两个髋部前侧带和后侧带组成。穿戴时，胸带在患儿乳头线上或稍低于乳头线水平，松紧以吊带和胸壁之间有一横指的距离为宜；前侧带维持大腿屈曲约 100°，使股骨近端指向髋关节中心；后侧带保持大腿外展约 50°，不应过紧，避免过度外展，以减小发生股骨头坏死风险。

（1）髋屈曲：90°~110°。

　　　髋外展：70°。

　　　前侧带：维持髋屈曲。

　　　后侧带：限制内收，维持髋外展。

（2）前侧带：维持髋屈曲 90°-110°；横带位于乳头水平；小腿带：恰好位于膝关节以下；总体效果：大小合适，孩子穿戴舒适。

（3）后侧带：维持髋关节外展约70°；后侧带要松弛，目的只是限制内收，不是为了造成外展；最大外展角度，取决于孩子下肢的重力。

（4）24小时穿戴。对于脱位的髋关节，在治疗初期因髋关节尚未获得稳定的复位，应24小时佩戴，家属不得自行拆卸，以免因佩戴不当影响治疗效果，从而导致治疗失败。在治疗中、后期，髋关节已经较为稳定，继续治疗的目的主要是进一步促进关节的发育，可逐步减少佩戴时间，后期可主要晚上睡觉时佩戴，因为，在晚上患儿熟睡时体内生长激素分泌水平较高，利于促进髋关节的发育。但是否改为夜间佩戴，需由医生结合临床查体及影像学表现决定，家属不应自行更改，否则可能会影响治疗效果，而延长治疗周期。当改为夜间佩戴时，技师会指导家属如何正确穿脱吊带，便于护理。对于初始为发育不良的髋关节，髋关节相对稳定，医生会根据综合判断相应减少佩戴时间。

（5）穿戴后每周复查。对于B超或临床体格检查诊断为髋关节脱位的孩子，在初始佩戴吊带后每周复查一次B超，并由小儿骨科医生检查髋关节稳定性情况，以证实是否获得复位。若成功复位，则继续佩戴，6周、3个月时复查X线片，进一步评估复位及髋臼发育情况，视具体情况决定是否继续佩戴。若在3周时B超证实仍未复位，则改行其它治疗方法，如支具或牵引后闭合复位石膏裤固定。若为髋臼发育不良或发育延迟病例，在初始佩戴后3周复查B超、9周复查X线片，然后决定是否继续佩戴。

佩戴吊带期间，需每一周或两周（由专业技师）根据患儿生长情况调整吊带的松紧及角度，以维持最佳的固定体位，并减少因吊带过紧或屈髋过度可能引起的并发症。

（6）每2-4周行超声或骨盆平片检查复位情况。

（7）使用3-4周仍未复位，应放弃Pavlik吊带治疗，改用其他治疗方法。

（8）复位后，需要继续穿戴Pavlik吊带，并稳定4-6周。不同的孩子佩戴时间会有所不同，主要取决于孩子最初时髋关节的发育情况，以及对该治疗的反应性如何。一般只要治疗有效，需佩戴3个月左右，少数病例因髋臼发育不良持续不改善，需适当延长佩戴时间或改行其它治疗方法，如支具等。

5. Pavlik吊带的佩戴方法

（1）Pavlik吊带一般要点最好能让孩子的双膝与大腿能分开来以让髋关节指向孩子身体的中央。尽量避免外力将孩子两腿并在一起，但允许孩子本身将双膝并拢。让两腿自然分开呈一大的"V"形，但不应强力分开。

（2）Pavlik吊带设计成维持您孩子髋关节位于特定的位置。在治疗初期不应摘除吊带，即使弄脏了也应咨询您的医生是否可以摘除。

（3）在治疗刚开始时每周或每两周由医生或护士检查吊带的位置，有时需要调整。这样在孩子正常生长时仍能维持髋关节在最佳的位置。

（4）在吊带里可以穿柔软的轻质衣物（最好是T恤或背心）。有时吊带的肩带会摩擦颈部，可在肩带处垫上软的衬垫。

（5）每天检查膝部、腹股沟及两侧颈部有无皮肤擦伤。

（6）不要解开带子（3，4，7，8），这些是维持髋关节屈曲和外展的带子。当髋关节变正常时（多数病例都可以），医生会开始允许您在特定的时间摘除吊带。

6. 佩戴 Pavlik 吊带时怎么穿衣服

多数婴儿可在吊带下穿连体衣或者下方带扣子方便换尿布的婴儿服。建议穿带领圈的连体衣，但是如果肩带不摩擦婴儿颈部的话也可以穿常规的连体衣。衣物在腿部应该尽可能的宽松。

佩戴吊带后，应给患儿穿着宽松的衣服，防止衣服或毯子将双侧膝关节缠绕在一起，不要用传统的襁褓方法包裹患儿。最好在吊带里面穿着薄而软的衣服（T恤或带领的背心），以免吊带支具接触皮肤，并且可用柔软布料将肩带包裹起来，以免摩擦颈部。除非有医生的指导，不要私自穿脱吊带。可用湿毛巾给患儿擦洗身体，但不要直接淋浴。应特别注意皮褶处的卫生，，如膝关节后方、会阴部及腹股沟处皮褶等，保持其清洁、干燥。裹尿布时一定掖到背带下方，以免污染吊带。若不小心弄脏了吊带，可用将局部浸湿、用毛巾或旧牙刷蘸些肥皂液，轻轻擦拭，并使其自然风干。胸带的松紧度以可轻松穿入一指为宜。喂食后可稍紧，仅在患儿腹部膨隆时可适当调整。

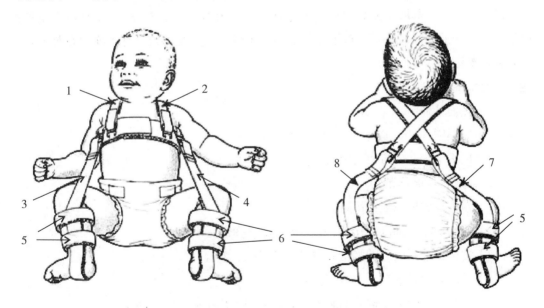

图 4-1　佩戴 Pavlik 吊带

佩戴 Pavlik 吊带时如何穿脱上衣

当换衣服时候很重要的一点就是每次只解开吊带的一部分以尽可能的保持髋关节位置适当。最初几次换衣服时建议让多个人帮助。换上衣时：

（1）让婴儿躺下，首先松开（不要摘下）前方连着尼龙扣的胸带。

（2）解开肩带（图中1），将右上臂从衣服中拿出。

（3）将衣服从婴儿头部脱下，重新系好肩带（图中1）。

（4）解开肩带（图中2），脱下旧衣服。

（5）从左上臂处穿上新衣服，套过他／她的头部，重新系好肩带（图中2）。

（6）解开肩带（图中1），衣服穿过右上臂，重新系好肩带（图中1）。

（7）从放松的胸带下穿过并整好衣服［要点：肩带（图中1）和（图中2）应该系在婴儿上衣的上方］。

（8）检查两肩带位于标记点处（有时需重新调整带子）。

（9）重新系紧胸带，松紧以婴儿胸部和胸带间可放四指为宜。

佩戴 Pavlik 吊带时如何穿脱袜子

在 Pavlik 吊带的腿带下可穿长筒袜，这有助于避免皮肤磨损。换袜子时：

（1）解开两处带子（图中5）将一条腿从吊带中拿出。

（2）穿上新的袜子，将腿放回吊带内并系紧两处的带子。

（3）另一条腿如上操作（图中6）。最好穿棉质袜子。

佩戴 Pavlik 吊带时如何更换尿布

以正常的方式戴尿布但必须置于外展带下方（图中3，4，7，8）。如果将尿布穿在吊带外面，尿液会浸泡吊带。尿液可能会腐蚀吊带从而引起失效。在更换尿布时不要让他／她站起来。

如何脱下 Pavlik 吊带？

（1）让婴儿仰卧。

（2）取下腿部带（图中5，6）。

（3）取下胸带和肩带（图中1，2）。

如何穿戴 Pavlik 吊带？

（1）在平坦的地方展平吊带。

（2）让您的孩子仰卧，让他／她的背部位于胸带后半部。

（3）按标识系紧前方的胸带和肩带（图中1，2）。

（4）最后系紧足部带（图中5，6）。

7. 当患儿休息间隙不戴 Pavlik 吊带时和吊带治疗结束后注意事项

当患儿不戴吊带时，鼓励他／她踢腿。理想的时间是婴儿洗澡时，游泳是非常好的练习。应允许他们自由活动。就像正常孩子一样对待。可以进行一切活动，但应避免大人推、拉孩子的髋关节。刚拆除吊带后宝宝髋、膝关节伸不直，这与婴儿在妈妈体内时保持髋、膝关节屈曲的体位的情况一致，这个体位有利于髋关节的发育。婴儿在出生后一段时间内，婴幼儿仍会表现为一定的髋、膝关节屈曲，属正常生理现象。Pavlik 吊带与这种生理现象一致，在佩戴吊带后一段时间宝宝髋、膝关节可能会伸不直，但可在数月内自然消失。

当患儿每天可以摘除吊带 4 个小时或以上时，可以用温水手洗或用洗衣机清洗吊带。使用无刺激性肥皂。如果使用洗衣机清洗，则可以用枕套包起吊带以避免搭扣损伤其它衣物。如果用滚筒式烘干机烘干吊带，则同样可将吊带装在枕套里或放在散热片的毛巾上。

因为患儿佩戴了一段时间的吊带，与其他孩子相比，可能会相对延缓了他／她的发育。但这只是暂时性的，他／她很快就可以赶上。作为预防措施，在髋关节发育不良治疗结束后 4~6 个月内不建议使用婴儿学步车或婴儿蹦床，因为这不利于髋关节发育。

在儿童发育成熟前，髋关节一直处于动态的发育过程中，治疗结束后仍需定期复查，以及时发现可能存在发育不良的病例并做出及时干预。1 周岁及 1 岁半，宝宝学会行走时是复查、评估髋关节发育情况的关键时间。之后应每隔一或两年复查 X 线片。具体复查时间由医生通过体格检查及影像学表现决定。

8. 使用 Pavlik 吊带治疗的并发症

若佩戴得当，Pavlik 吊带很少出现并发症。较常见的是因护理不当，或未能及时复查调整等出现的皮肤擦伤，也有可能出现以下并发症，虽然少见，但也需要引起重视。

（1）股神经麻痹，常是暂时的，可发生于髋关节过度屈曲。股神经可卡在腹股沟韧带下。这种情况多见于肥胖儿童。表现为患侧下肢不能主动伸直膝关节、刺激足底时亦无明显的踢腿等反应，多可在调整或去除吊带后一段时间可自行恢复。

（2）关节过度屈曲也可引起医源性股骨头向下或向闭孔半脱位，治疗方法是减少髋关节屈曲；如不成功，则做患肢的皮肤牵引。

（3）如果 Pavlik 吊带连接体部与腿部的前扣太靠内侧，吊带可造成髋关节屈曲、旋转和内收，造成内收肌挛缩。

（4）可发生髋关节前脱位，伴有下肢明显外旋。体格检查发现有髋关节僵硬、疼痛以及在腹股沟区可触到突出的股骨头。应停用 Pavlik 吊带，对患肢采用皮肤牵引，逐渐使髋关节增加屈曲和内收，待髋关节复位后用髋人字石膏固定。

（5）股骨头缺血性坏死（AVN）的发生。虽然用 Pavlik 吊带治疗发生股骨头缺血性坏死（AVN）罕见，但有可能发生。俯卧的睡眠姿势可能造成髋关节过度外展。交替变换俯卧与仰卧的睡姿可以防止股骨头发生 AVN 这类严重并发症。

（6）可发生肌肉挛缩。髋关节的脱位引起下肢体位不佳和短缩可致肌肉挛缩。作者建议停用 Pavlik 吊带，改用皮肤牵引以牵拉肌群，然后再进行闭合复位加石膏固定。

（7）用 Pavlik 吊带对持续髋关节脱位或半脱位的过分治疗会引起髋臼畸形。来自

Pavlik 吊带的应力会造成股骨头对髋臼的进一步损伤。治疗这种髋臼畸形非常困难，常需闭合或者手术复位加石膏固定。

二、连衣挽具治疗法（特制衣袜）

连衣挽具治疗法的原理与 Pavlik 吊带治疗一致，都是通过佩戴时维持髋关节屈曲 90~100°，外展 <65° 位时，股骨头的轴线指向髋臼底部，借助下肢重量使股骨头滑入髋臼并维持复位，达到治疗目的，并借助自身重力使髋臼与股骨头进一步贴合紧密，在两者相适应的相对活动中促进髋臼与股骨头的共同发育（图 4-2）。

1. 连衣挽具治疗适应症

同 Pavlik 吊带治疗。

2. 使用连衣挽具治疗的禁忌症

同 Pavlik 吊带治疗。

3. 优点

利于穿脱。

4. 使用连衣挽具治疗注意事项

（1）备两套挽具交替清洗使用。

（2）避免更换时松解时间过长。

（3）抱、躺或卧时双腿不得并拢，应保持外展蛙式位。

（4）根据小儿月龄增加移动扣眼保持正确位置。

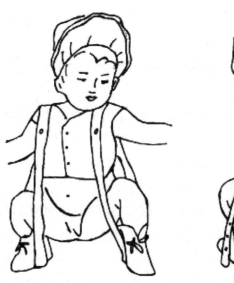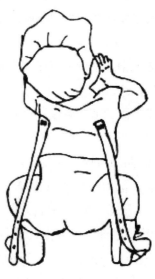

图 4-2　连衣挽具

三、Von-Rosen 支架治疗法

近期，美国骨科医师学会的医师志愿者工作组，对当前最佳临床和科研文献进行系统综述，总结年龄在 6 个月以内婴儿髋关节发育不良的诊断和非手术治疗，发布了"2015 年 6 个月以内婴儿髋关节发育不良的诊断和非手术治疗的管理指南"，旨在为临床医师提供指导和参考，从而改善 DDH 患儿的预后。该指南于 2015 年 3 月发表在 Am Acad Orthop Surg 上。对于髋关节不稳的初始治疗，推荐使用 Von-Rosen 支架，称其优于 Pavlik 等其他支架，因此 Von-Rosen 支架在临床中得到越来越多的使用。同时还衍生出按照 Von-Rosen 支架原理设计的新的样式的支架，因其更方便、更舒适，得到更多患儿家长的接受（图 4-3，4-4）。

1. Von-Rosen 支架治疗适应症

同 Pavlik 吊带治疗。

2. Von-Rosen 支架治疗的禁忌症

同 Pavlik 吊带治疗。

3. 优点

（1）方便穿脱。

（2）方便观察和护理。

（3）清洁卫生。

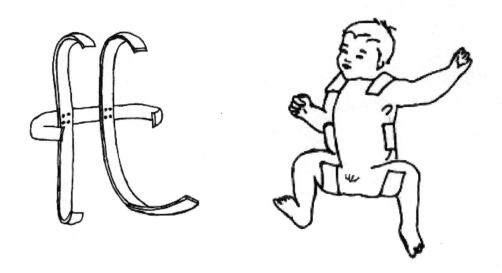

图 4-3 Von-Rosen 支架及穿戴后示意图

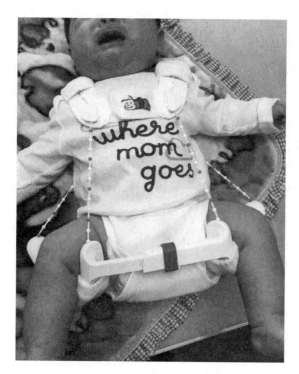

图 4-4　新型 Von-Rosen 支架

4．使用 Von-Rosen 支架治疗的并发症

（1）股神经麻痹，可发生于髋关节过度屈曲。

（2）股骨头缺血性坏死（AVN）的发生。

（3）可发生肌肉挛缩。髋关节的脱位引起下肢体位不佳和短缩可致肌肉挛缩。

5．支架治疗期间的监测

在婴儿髋关节不稳的支架治疗期间，临床医师应定期实施体格检查和影像学评估，并根据患儿年龄选择超声或放射性检查。

第五章　4月-1岁儿童先天性髋关节脱位的治疗

一、4月-1岁儿童先天性髋关节脱位的特点

根据病情，小儿髋脱位在临床上分为：髋关节发育不良、髋关节半脱位、髋关节全脱位。小儿髋脱位的早期诊断和治疗至关重要。婴儿出生至一周岁以内被确诊称作早期诊断，这期间采用非手术治疗或辅助手术方法即可治愈。如果超过一周岁，治疗相对复杂，效果也随诊治时间早晚而不同。

4月-1岁年龄段先天性髋关节脱位患者的临床表现与新生儿阶段的表现基本相同，早期表现为如果发现三四个月大的婴儿两条腿外观不一致，仰卧时其中一条有可能脱位的腿不能完全打开，或者出现两个膝盖有高低。

后期当小儿开始学步走路时，可发现小儿步态是斜行像螃蟹爬，或两侧一摇一晃，像鸭子走路一样，但患儿不觉疼痛时照样蹦跳。与正常儿相比，患儿屁股有些后翘，正面观察整个骨盆呈菱形，这是因为股骨头不在髋臼内，而在髋臼外上方。如发现以上情况，应考虑是先天性髋关节脱位的可能，及时到医院骨科检查，并做X线拍片，检查髋臼发育情况及股骨头的位置。大于6月怀疑先天性髋关节脱位儿童除了蛙式实验等外，还可进行以下的一些实验和检查，方便及时发现异常。

1. 入口弹跳实验　被检儿仰卧。术者一手固定小儿一侧骨盆，另一手握住对侧下肢，拇指放在大腿内侧中部，其他四指放在大腿外侧上部向下肢加压外展，使脱位的股骨头通过杠杆作用滑入髋臼，可听到或感到一弹跳响声，则为阳性。

2. 套叠实验（被检儿仰卧，被检测屈膝屈髋各90度，术者一手拇指按骨盆一侧髂前上棘，其余四指按住同侧股骨大粗隆，术者另一手握住同侧小腿下推上拉，此时若按住股骨大粗隆的四指先移动为阳性。

3. 行走后Trendelenburg征阳性。

4. X线检查　先天性髋关节脱位的相关X线检查1。常规骨盆正位片：婴儿出生后6月内，大部分孩子股骨头骨骺骨化中心尚未出现，摄片需要双侧髋关节的正位片和双侧髋关节蛙式位相结合才能够诊断。6个月以上的儿童骨化中心出现后，摄片双侧髋关节的正位片就可以确定诊断。

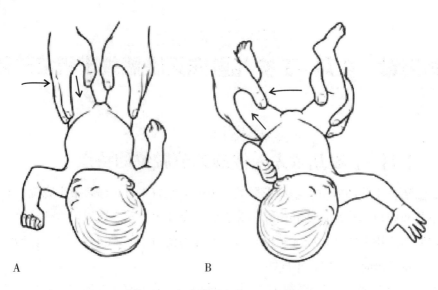

A   B

图 5-1　入口弹跳实验 Ortolani 征

5. 髋臼指数　CE 角：正常值 25° 以上。

6. 头臼指数（AHI）：由股骨头内缘到髋臼外缘的距离 A 比股骨头的横径 B，表示股骨头的大小与髋臼深度不相称的状态。其特点是随年龄的增长而头臼指数随之下降，一般正常值在 84-85 左右。其计算公式为 AHI=A/B×100。

7. 髋关节间隙：与正常侧相比较，双侧患者与同年龄髋关节进行比较。测定股骨头最高点的面与髋臼软骨底面的距离，分为 5 级，4 级为正常间隙，3 级较正常窄 1/4，2 级较正常窄 1/2，1 级较正常窄 3/4，0 级关节间隙完全消失。用以判断有无创伤性关节炎的标准。

8. 其它检查：关节造影、CT、MRI 均能对此阶段先天性髋脱位有其诊断价值。

二、4 月 -1 岁儿童先天性髋关节脱位的治疗

4 月 -1 岁年龄段先天性髋关节脱位患者治疗期可分为两个时间段，即出生 6 个月内和 6 个月后。此阶段治疗方法比较容易，且会获得理想的治疗效果，1 岁以内治愈率达 95%。

（一）自动复位法

以 Pavlik 吊带为代表，其他还有 Von-Rosen 铝制夹板。适用于 6 个月以内的患儿。也有使用带蹬吊带法。生后 8—9 周，发现髋关节有半脱位或脱位，可使用带蹬吊带 6—9 个月。仅限制髋关节的伸展活动，其他活动均不受限。除个别髋关节内有阻碍复位因素外，绝大多数患儿都可达到复位治疗，亦不会发生股骨头无菌坏死。也有用连衣袜套

法及外展为襁褓支具法，维持4个月以上。

　　1岁以内使用带蹬吊带法治疗。出生后8～9周，发现髋关节有半脱位或脱位，可使用带蹬吊带6～9个月。使用带蹬吊带仅限制髋关节的伸展活动，其他活动不受限。除个别有阻碍复位的因素外，绝大多数宝宝都可达到很好的治疗效果。也可用连衣裤套法及外展位襁褓支具法，使用4个月以上，医生会根据情况选择具体治疗措施。1～3岁对部分症状较轻的宝宝，仍可使用带蹬吊带法治疗（图5-2）。

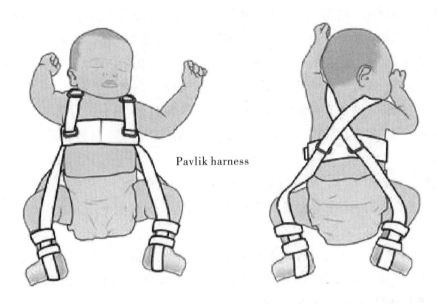

Pavlik harness

图5-2　Pavlik吊带

（二）牵引复位法

　　由于髋脱位的牵引治疗时间较长，要求患儿卧床2—3周（极少患儿超过3周），对于大多数髋关节脱位患儿，牵引治疗目前较少使用。但对于髋关节脱位较高、Ortolani征阴性、软组织挛缩严重的髋脱位的患儿最为有用，牵引可将股骨头牵引到髋臼水平，利于恢复头臼正常关系。牵引治疗适用于6个月及以上的患儿，也有人用于1岁以内的患儿。

　　1. 牵引复位的指征

　　（1）Ortolani实验股骨头不能复位。

　　（2）股骨头脱位并高于髋臼上方。

　　（3）软组织挛缩。

　　2. 皮肤牵引的优点

　　（1）相对安全。

（2）患儿耐受良好。

（3）可在院外进行，护理相对容易，家长容易接受。

（4）经过牵引治疗后期治疗中可减少并发症的发生。

牵引方法包括双向牵引、Bryant 垂直牵引或骨牵引。对于 4 个月—1 岁的患儿，牵引可采用屈髋位皮牵引，采用非过敏胶布粘贴牵引肢体皮肤，在牵引肢体内外侧粘贴牵引胶布，并用弹性胶布固定。足部用分离木板分开胶布，防治足部压疮。牵引重量以患儿自身体重对抗牵引，使患儿臀部稍离开床面为适宜。每天坚持牵引 20-22 小时。牵引过程中，需由医生、护士、患儿家长等密切观察患儿脚踝部的血运情况。每周可摄床边骨盆平片观察股骨头与髋臼的位置情况，当股骨头达到髋臼水平时，可试行下一步手法复位或手术治疗。通常牵引时间 2 周左右股骨头都能下降到髋臼水平。

在双向牵引中，髋关节屈曲 30°—60°，膝关节屈曲 20°—30°，此位置有助于髂腰肌和腘绳肌得到牵拉，在股骨头牵引至髋臼水平以后，再将髋关节外展 45° 牵引，使外展肌得到牵拉。

垂直牵引时屈髋 90°，膝关节伸直，可将后上脱位的股骨头牵至髋臼水平。但因垂直牵引不利于短缩的屈髋肌特别是髂腰肌得到拉伸，而且可使下肢血循环发生问题，应用时需谨慎（图 5-3）。

经股骨远端的骨牵引对股骨和髋关节的牵引力更大，因而可有效牵引股骨头向下。骨牵引不可在胫骨近端实施，这会使膝关节不稳定。骨牵引可致钉孔感染、股骨远端骨骺受损、股骨远端穿钉处骨折和废用性肌萎缩等并发症。

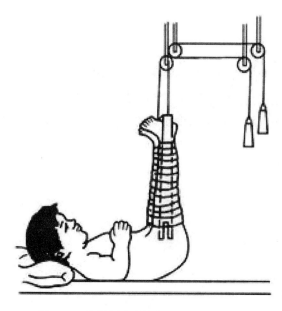

图 5-3　垂直牵引时屈髋 90° 膝关节伸直

3．皮肤牵引的注意事项

（1）有可能牵引处发生皮肤溃烂，需密切观察。如发生皮肤溃烂可能影响下一步手术治疗。

（2）牵引过程中有可能发生肢体缺血或神经损伤的情况，需要警惕。

（三）闭合复位石膏固定法

若使用4～6周后不能复位者，可改用手法整复，使股骨头纳入髋臼内。达到整复后，用石膏固定。对4个月—1岁的患儿来说，闭合复位常可成功（图5-4）。

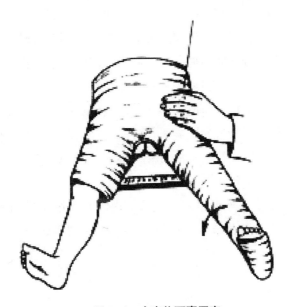

图 5-4　人字位石膏固定

1．闭合复位石膏固定指征

（1）不适用吊带治疗的髋关节脱位或半脱位，或应用吊带治疗未能自动复位的患儿。

（2）髋关节脱位或半脱位超过使用支具治疗年龄。

（3）股骨头上移明显经过牵引后股骨头恢复到髋臼水平适宜复位位置。

（4）年龄在12个月左右的病例。

2．闭合复位石膏固定的优点

（1）复位操作不用行髋关节手术，比较安全。

（2）与手术复位相比，对髋关节组织损伤小，避免后期髋关节功能的障碍

3．闭合复位石膏固定的缺点

（1）复位后需对要较长时间采用石膏固定。

（2）复位后对髋关节的病理基础未能有效消除，部分病人伴有残留的髋关节发育不良。

（3）有出现再脱位的风险。

（4）股骨头有发生 AVN 的可能性。

（5）需多次照片检查观察髋关节复位情况。

（6）患儿的护理要求高。

4．闭合复位方法

闭合复位是在全身麻醉下用轻柔手法将股骨头纳入到髋臼内，患儿取仰卧位，助手固定骨盆，术者持患儿脱位侧大腿的下 1/3，屈髋 90°—110°，沿大腿长轴方向做牵引,，然后一边轻柔沿大腿纵轴牵引，一边外展髋关节，同时在大转子处施压，可听到弹响声时，表明股骨头已向前进入髋臼内。复位后术者需保持患侧肢体外展屈髋位，摄骨盆平片证实复位成功。对于复位前股骨头上移明显的患儿，由于通常伴有内收肌挛缩，宜行内收肌肌腱切断术，以增加复位的安全角度，减少复位后股骨头压力，减少股骨头缺血坏死的发生。由于蛙式石膏容易影响股骨头的发育，也容易产生缺血性改变，故目前国内、外小儿骨科已不用蛙式石膏而多采用髋人字石膏，即髋关节仅外展 80° 左右，膝关节微屈，上石膏后允许宝宝带着石膏踩地活动。

目前学者们将髋关节最大外展角度与髋关节内收至可脱位时的角度之间的弧度称做安全区，确定安全区应在髋关节复位后屈髋 90° 的位置下进行，理想的安全角是在 30°–65° 之间。

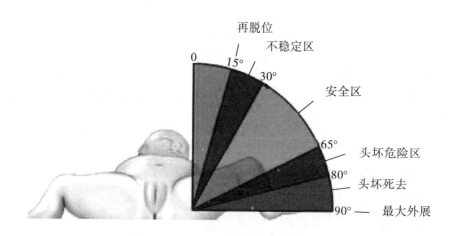

图 5-5　石膏固定髋关节外展安全区

闭合复位后需行髋关节照片，显示股骨头位于盂唇下方，并向内纳入髋臼，髋关节外展的位置位于安全区内（屈髋 110°，外展小于 65°），此时股骨头属于头臼同圆心复位（图5-5）。

如果照片证实髋关节已复位，小心地对髋关节进行石膏固定。术者借向大转子轻微加压以稳定患髋，保持髋关节于最佳复位的体位。位置为屈髋90°，但可在90°—110°之间选择，髋外展角度可达65°，石膏固定时具体的外展角度既要保证复位的稳定又要使患髋处于安全区范围内。

石膏固定时用1cm厚的小毛巾垫于腹部，从乳头水平到踝部包裹石膏衬垫，骨突处要用多层石膏衬垫保护。大转子和髋部要用一两层石膏条加强塑形。会阴部要留有足够的空间，以方便局部清洁和更换尿布。石膏固定后要取出腹部的小毛巾衬垫，为患儿进食后胃的舒张留足空间。摄骨盆平片证实石膏固定后髋关节仍保持头臼同圆心复位。复位固定后如有怀疑，可做CT或MRI检查以确定髋关节在石膏内的位置。

5.影响复位的因素

髂腰肌的挛缩；盂唇过大，阻塞了髋臼而影响股骨头的复位；头、臼不称，通常是髋臼过小过浅；其它：如髋臼内脂肪过多，圆韧带过长、增宽在臼内形成阻塞，关节囊的挛缩等。

（1）髂腰肌挛缩横过关节囊前方，使股骨头与髋臼分离，久而久之使关节囊粘连，甚至形成葫芦状关节囊，或形成皮鼓状覆盖着髋臼口，因此复位难以实现。

（2）盂唇过大，阻塞了髋臼，影响股骨头的复位。

（3）头臼不相称，通常是髋臼过小、过浅，包括圆韧带过长、增宽在臼内形成阻塞，关节囊的挛缩等，影响了股骨头的回纳，造成复位失败。

6.闭合复位后髋关节发育的观察

保持头、臼同心是髋关节发育的基本条件，保守治疗一般头三个月用石膏固定，以后改用支架固定，保持髋关节的有限制动。固定时间一般为就诊月龄时间或加3个月，最长6月。一般每月要拍X线片观察髋关节的发育情况进行监测，

确保头臼同圆心复位。股骨头与髋臼同圆心复位，创造了髋臼三角软骨与股骨头骨骺发育的基本条件。一般来说，复位后股骨头发育较快，经观察，复位后1～2年内两侧股骨头发育相等，达到正常水平。

如果可疑有脱位趋向，要做CT检查。一旦发现髋关节再脱位，要立即重新复位，否则持续性的脱位可致医源性髋臼变形。患儿一般在石膏固定后6周因生长发育的需更换石膏。要避免在更换石膏时造成髋关节脱位。第二次石膏仍然应从乳头至踝部进行固定，保持下肢体位与第一次相同。

长期研究表明，闭合复位石膏固定治疗DDH是一种好的治疗选择，这可以通过复位后数年髋臼指数明显改善而得到证实。然而9月龄后开始治疗的患儿有时会出现髋臼发育不良。对于这种病例每需行二期关节外的手术。

7. 闭合复位注意事项

（1）一般复位前需牵引 2~3 周。其次，切断内收肌。旋股内动脉走行于内收肌与髂腰肌之间，当处于蛙式位时，此动脉受压而影响股骨头血供，因此切断内收肌不仅可克服内收肌挛缩，对防止股骨头坏死也有一定作用。、

（2）是在全身麻醉下轻柔手法操作。全身麻醉后肌肉松弛，有利于复位，但手法要轻柔，应采用一次复位的原则，即一次复位未获成功，切忌反复进行整复，这样会使股骨头反复创伤，所以对一次复位未成功者，原则上应手术治疗。

（3）用人位（human position）固定法，即从外展、外旋 90° 起，逐渐内收至发生脱位的角度，这两个角度间为安全范围，选择这个角度的中间值。如外展、外旋 90° ，内收至 60° 时发生了脱位，其安全范围为 30° ，故人位为外展、外旋 75° 位。Ramsey 指出，其安全范围与内收肌挛缩程度有关，挛缩程度越重，安全范围越小。蛙式位是股骨头遭受髋臼压力最大的体位，尤其是对 6 个月以内的婴儿；蛙式位时经过内收长肌与髂腰肌之间的旋股内侧动脉遭受压迫，将直接影响股骨头的血运；蛙式位时，增大的盂唇可以压迫髋间沟，致使股骨头发育受到影响，甚至产生畸形。人位有利于预防股骨头缺血性坏死的发生，一般需固定 6 个月 （图 5-4）。

三、4 月 -1 岁儿童先天性髋关节脱位治疗及护理中的注意事项

4 月 -1 岁儿童先天性髋关节脱位治疗及护理中的注意事主要包括并发症的防治、过程观察和心理疏导。

1. 4 月 -1 岁儿童先天性髋关节脱位治疗后的主要并发症包括股骨头缺血性坏死（AVN）、残余髋臼发育不良，半脱位或再脱位。有研究表明，股骨头坏死的发生率受髋外展角度的影响较大，外展 90° ，AVN 发生率为 17%，而外展 60° ，AVN 发生率为 9%。另一种严重的并发症是石膏固定期间发生再脱位，如果石膏固定期间发生再脱位，要立即拆除石膏，再脱位情况下如果继续石膏固定，会导致医源性后续髋臼发育不良，将使后续的治疗更加困难。出现再脱位的情况需要重新闭合复位或切开复位。作为医生及护理人员要勤于观察，发现问题及时处理，还要教会患儿家长观察方法，做好沟通工作，最大限度防止并发症的发生。

2. 防止出现股骨头坏死，对于大于 6 个月的患儿，部分已采用手法复位石膏固定，应避免采用蛙式石膏，采用人字形石膏，外展角度在 60 度左右，防止出现股骨头缺血的情况。

3. 定期复查防止脱位，及时调整，对手法复位困难的患儿，应考虑手术治疗，部分

家长由于对此病情况了解不多，保证试试看的态度，迟迟不愿接受手术，导致错失早期手术治疗的时机，这需要医护人员做好宣教。

4. 防止压疮，特别要注意石膏固定后，随着时间的延长，患儿有可能体重增加，原来合适的石膏变得不合适了，容易出现压疮。

5. 鼓励患儿家长配合此阶段治疗，坚持足治疗够时间。有部分家长心痛小孩，如给患儿佩戴吊带时间不够，断断续续，达不到保持复位状态的目的，要坚持24小时佩戴吊带等等。

第六章　学龄前岁儿童先天性髋关节脱位的治疗

一、学龄前儿童先天性髋关节脱位的病理改变

学龄前先天性髋关节脱位儿童由于活动比学步前儿童明显增加，下肢负重时间长，导致脱位髋关节的病理变化较学步前儿童有了进一步的改变，包括骨质变化及周围软组织改变两部分：

（一）骨质变化

髋关节发育不良是根本的变化，这种变化包括髋臼、骨盆、股骨头、股骨颈，严重者还可影响到脊柱。

1．髋臼　完全性髋关节脱位者出生时尚属正常，而有髋臼外上缘外有切迹，随着生长发育髋臼逐步变狭而浅，呈三角形。髋臼唇盂增厚，学龄前儿童由于行走的大幅度增加，形成对股骨头的不断挤压可造成内翻或外翻，髋臼后上方由于股骨头的挤压形成假臼，髋臼前缘内上方往往可见一缺损。髋臼由于没有股骨头的造模作用而发育不良，髋臼逐渐变小，变浅，臼底充满脂肪纤维组织，圆韧带经过不断牵拉往往增厚肥大充塞于髋臼中。

2．股骨头　新生儿的股骨头为畸形，表面有光滑的软骨面，而后由于脱位于髋臼外，股骨头的形状可逐步改变，头可变大或变小，呈尖锥形或茸形，学龄前儿童长时间行走股骨头受压处往往出现部分股骨头扁平。股骨头骨骺出现迟缓。有时应用强大暴力手术复位，由于髋臼与股骨头不相适应，对股骨头的压力过大，可造成股骨头无菌性坏死。

3．股骨颈　由于髋关节脱位，股骨颈一般变短而粗，是肢体缩短的一个原因。股骨颈前倾角变大，据 Caffey 报道正常新生儿前倾角为 25°，以后逐步减少至 5°～15° 之间，当股骨头外移后，由于正常肌力作用，向股骨头向前旋转，前倾角因而增大，一般在 60°～90° 之间。

4．骨盆和脊柱　脱位一侧的骨盆往往伴有发育不良情况，髂翼较斜，坐骨结节较分开。在两侧脱位时，以上病变存在外，骨盆向前倾斜而使腰前突弧度增加，有时可以出现脊柱侧弯。

（二）软组织变化

这是指所有一切髋关节周围的软组织包括皮肤、筋膜、肌肉、肌腱、关节囊、韧带以及髋关节内盘状软骨，其中以关节内盘状软骨、关节囊与肌腱最重要。

1. 盘状软骨（Limbus）正常 14.8mm 的胚胎，髋关节是一堆间质细胞，此后髋臼与股骨头之间出现间隙，间质细胞块中间开始吸收至仅存边缘。到达 25mm 时出现关节囊与髋臼环状韧带（glenoid labrium）任何机械刺激在髋臼形成的主要阶段时就会产生正常间质停止吸收出现盘状软骨，实际上盘状软骨吸收不全多半见于髋臼后上部，它的增生与肥大使股骨头不能直接指向髋臼中心。Leveurf 与 Somerville 认为这是髋脱位的主要原因，复位的关键。在手术中 3 岁以上的学龄前患儿凡牵引后股骨头不能进入髋臼者，多半有肥厚的盘状软骨。这类软骨完全像膝关节中的盘状半月板一样，它遮住了很大一部分关节面使股骨头与髋臼不能接触，引起二者之发育不良。

2. 关节囊　正常的髋关节囊是一层纤维组织 0.5～1.0mm 厚薄。自从股骨头脱离髋臼向外向上移位，学龄前儿童行走后，身体发育加快，随着体重的增加，下肢负重增加明显，关节囊受到牵拉而增长增厚有时可大 2～3mm 之多，长期牵拉使关节囊与髋臼上方髂翼粘连，加上圆韧带、盘状软骨与关节囊之间粘连，形成整整一片结缔组织，阻碍股骨头进入髋臼。关节囊在后期呈葫芦形，有狭窄的颈部，股骨头本身就不能通过。髂腰肌腱经过关节囊前面，有时在很早期出现一个切迹，阻碍股骨头复位。关节囊附着在股骨头以下而不是附着大小粗隆之间。

3. 圆韧带　正常圆韧带连接股骨头中心凹与髋臼之内下方。在学龄前患儿，由于髋关节脱位后下肢负重时间长，关节囊与圆韧带长时间受到牵拉而增长增厚，圆韧带与关节囊粘连成一片而消失。圆韧带内的中心动脉亦因牵位增厚而过早闭塞。

4. 肌肉　学龄前儿童由于行走增加，导致股骨头向上移位明显高于学步前儿童患者，凡是起自骨盆沿股骨向下行走的大部分肌肉都发生短缩，其中以内收肌及髂腰肌更为明显，而且许多肌腱有纤维变性。后侧肌群包括臀肌，亦有缩短，肌力减弱，影响关节稳定性，出现摇摆步态。

5. 筋膜　可见到臀筋膜有挛缩，患者不能内收，此种筋膜都有纤维组织增生，严重者有胶原变性。手术中必须进行筋膜松懈才能实现脱位股骨头复位，以及术后髋关节的正常活动度。

二、学龄前儿童先天性髋关节脱位的闭合复位

对于学龄前先天性髋脱位儿童在 1-3 岁时可尝试进行闭合复位，强调早期进行，年龄越大闭合复位越困难，效果越差。

1. 手法整复：1-3 岁：对一部分轻型患儿，仍可使用带蹬吊带法治疗。若使用 4-6 周后不能复位者，可改用手法整复，石膏固定法。

2. 若可实现手法复位，为防止股骨头缺血性坏死的发生，一般要采用以下各种措施加以预防。首先，要进行复位前牵引，以克服髋关节周围软组织挛缩，使肌肉松弛，以减轻复位后头臼间的压力。通常行悬吊皮牵引，对年龄 2～3 岁的Ⅲ度脱位者亦可选用骨牵引，一般牵引 2～3 周。其次，切断内收肌。切断内收肌不仅可克服内收肌挛缩，对防止股骨头坏死也有一定作用。第三是在全身麻醉下轻柔手法操作。全身麻醉后肌肉松弛，有利于复位，应采用一次复位的原则，即一次复位未获成功，切忌反复进行整复，这样会使股骨头反复创伤，所以对一次复位未成功者，原则上应手术治疗。第四，用人位（human position）固定法，即从外展、外旋 90° 起，逐渐内收至发生脱位的角度，这两个角度间为安全范围，选择这个角度的中间值。如外展、外旋 90°，内收至 60° 时发生了脱位，其安全范围为 30°，故人位为外展、外旋 75° 位。人位有利于预防股骨头缺血性坏死的发生，一般需固定 6 个月。

3. 复位后髋关节发育的观察：保持头、臼同心是髋臼三角软骨与股骨头骨骺发育的基本条件；保守治疗一般头三个月用石膏固定，以后改用支架固定，保持髋关节的有限制动；固定时间一般为就诊月龄时间或加 3 个月，一般每三个月复查一次并复查骨盆平片进行监测。一般来说，复位后股骨头发育较快，经观察，复位后 1～2 年内两侧股骨头发育相等，达到正常水平。

三、切开复位

1. 切开复位适应征：

（1）1.5～5 岁以内的病儿经手法复位失败者，或经过手法复位成功，解除外固定后再次脱位，或手法复位成功，半年后复查仍有半脱位或髋臼覆盖不良者，应行脱位髋关节切开复位。

（2）不适宜于非手术疗法的 5～7 岁病儿，均可行髋关节切开复位术。年龄大、病理改变重者需辅以其他手术。

（3）髋臼、股骨头相称，但臼较浅，髋臼角在 45° 以内的病儿，可在切开复位的同时施行髋骨截骨术；如髋臼角大于 45°，应施行髋臼成形术。

（4）髋臼小而浅，不能容纳股骨头，应在切开复位的同时施行髋臼加盖术；年龄较大，股骨头脱位已不可能切开复位，假臼平浅，关节又很不稳定者，可考虑原地假臼加盖术，以改善功能。

（5）股骨颈前倾角超过 45° 或颈干角在 140° 以上者（正常前倾角为 15°，颈干角为 120°～130°），应在髋关节切开复位的同时或二期手术行股骨旋转切骨术或内收切骨术。

（6）男性儿少年先天性髋关节脱位不适宜施行骨盆旋转切骨、髋臼成形或加盖术者，可旅行骨盆内移切骨术（chiari 骨盆截骨术）。

2．术前准备

（1）术前进行详细的体格检查、配血及各项化验检查。

（2）双侧髋关节前后位及双侧外展内旋位 X 线片。

3．麻醉和体位

硬脊膜外腔阻滞麻醉或全身麻醉。仰卧位，术侧垫高 30°。

4．手术步骤

（1）切口

沿髂骨嵴前中 1/3 向下经髂前上棘向外到大粗隆下方 8cm 做一弧形切口，即改良 Smith-Peterson 弧形切口，长 15cm，切开皮肤和皮下组织（图 6-1）。

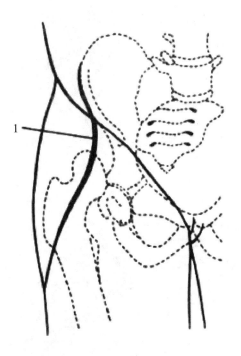

图 6-1　改良 Smith-Peterson 切口

（2）剥离关节囊周围粘连组织

沿阔筋膜张肌与缝匠肌之间进行钝性分离。先在缝匠肌外侧缘显露股外侧皮神经，并向内侧牵开。显露髂嵴软骨后，先沿其中线纵行切开软骨（图 6-2）。但此种病人多为儿童，髂嵴骨骺应注意保留，以免病儿骨盆发育障碍。

骨膜下剥离髂骨外板部阔筋膜张肌，部分臀中肌、臀小肌，显露髋臼上缘及前侧关节囊。剥离髂骨外板时，迅速用干纱布在骨膜下堵塞止血；应将板障血管结扎或电灼止血，营养孔出血用骨蜡填塞止血。保留旋股外动、静脉分支（图6-3，6-4）。采用髋关节前外侧切口（见髋关节显露途径）。在髋臼的后上方可找到脱位的股骨头和随之向后上延伸、增厚的髋关节囊（图6-5）。

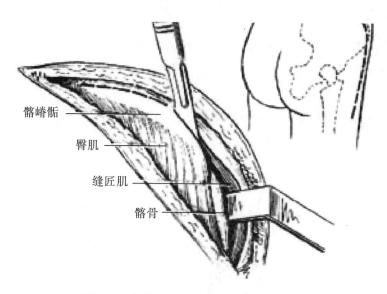

图6-2　前外侧皮肤切口，显露切开髂嵴

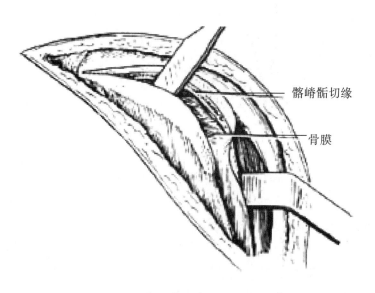

图6-3　骨膜下剥离，显露髂骨翼外板

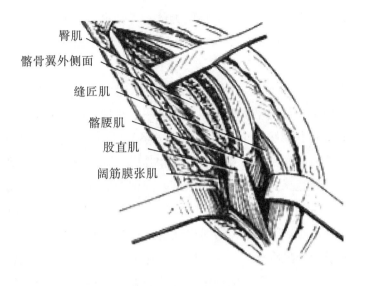

臀肌
髂骨翼外侧面
缝匠肌
髂腰肌
股直肌
阔筋膜张肌

图 6-4　骨膜下剥离，显露髂骨翼外侧面

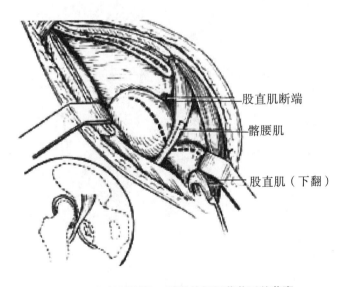

股直肌断端
髂腰肌
股直肌（下翻）

图 6-5　延长髂腰肌，显露并切开葫芦形关节囊

（3）切断股直肌止点肌腱及髂腰肌肌腱

分离股直肌近端，在接近其直头和斜头止点腱处切断，并缝合一固定线，以备术毕重新缝合此肌腱。髂腰肌有时与关节囊前侧部粘连甚紧，可钝性分离，注意勿损伤股动、静脉及股神经。在小粗隆部横行切断髂腰肌或作 Z 形延长。

（4）显露髋关节

先沿髋臼的边缘 1.5 ～ 2cm 处弧形切开增厚的关节囊，检查关节囊有无狭窄变形。股骨头向髋臼后上方脱位，常使髂腰肌挛缩，成为一条索带，压迫关节囊成葫芦形而妨碍股骨头复位。遇此应将髂腰肌在止点切断（图 6-4），再切开关节囊狭窄部。然后，屈曲、外旋髋关节，从关节囊内显露并探查髋臼和其后上方的股骨头。股骨头多发育差而变形，软骨面色暗、无光泽、有不整齐的压迹，圆韧带被拉长并增粗。髋臼浅，臼内被脂肪、纤维组织和增生的软组织所充填（图 6-6），有时在臼缘上方有翻入臼内的盂唇软骨，但对年龄小者，在切除内翻盂唇时应注意避免损伤髋臼上缘骺软骨而影响髋臼发育。在髋臼下缘有横韧带阻碍复位。所有影响股骨头复位的髋臼内充填物，均应予以切除，为股骨头复位准备条件。髋臼横韧带对股骨头复位有一定的限制，往往需要切开或切除（图 6-7）。

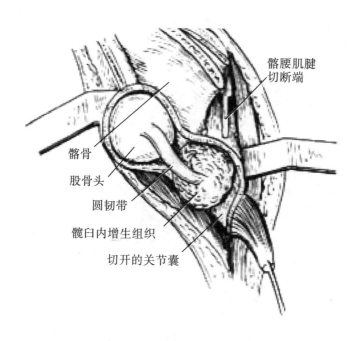

图 6-6　外旋下肢，显露关节腔

髂腰肌腱切断端

髂骨

股骨头

圆韧带

髋臼内增生组织

切开的关节囊

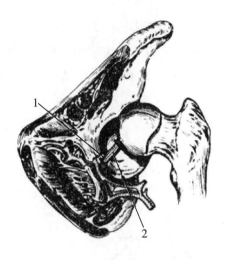

图 6-7 切断髋臼横韧带，切除圆韧带

（5）加深和扩大髋臼

髋臼面用刮匙或圆形髋臼锉去除一层软骨组织，加深和扩大髋臼，但以不露出骨面为度（图6-8）。对不平整的股骨头软骨面，应予修圆；对股骨头较大不能适应髋臼者，可用球凹面髋臼锉磨去少许软骨面使之缩小。然后测量髋臼、股骨头的直径及深度，至二者相称时，才进行复位，使股骨头能稳定地存留在臼窝内。头大臼小时复位，必然头顶不能落入臼底，股骨头将不会稳定，日后有可能复发脱位。

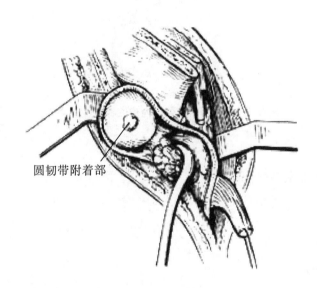

圆韧带附着部

图 6-8 清除髋臼内充填的组织

（6）试行股骨头复位

先把患肢置于外展内旋位，向下牵引，使股骨头还纳入髋臼内，在直视下试行股骨头复位，试验股骨头在髋臼内的稳定性和软组织的紧张度，如中度屈髋和内收股骨头无脱位倾向，伸直位牵拉股骨头仅有少许松弛度，可认为复位比较稳定。即应由专人保持下肢于适度外展，内旋位，直至完成石膏固定，以防脱位。

如复位后股骨头与髋臼间压力大，且不稳定，须行股骨上端短缩截骨。同时纠正过大的股骨前倾角（图6-9）。

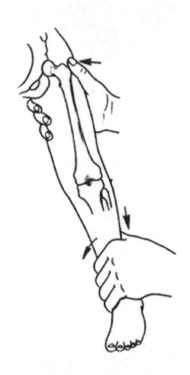

图6-9　下肢牵引并外展内旋试行复位髋关节

（7）关节囊紧缩重叠缝合

将髋臼顶部多余的关节囊修剪成一三角形瓣，用7号丝线褥式缝合关节囊，最后将三角瓣加固髋臼顶部缝合（图6-10），术后单侧髋或双侧髋人字石膏固定（图6-11）。

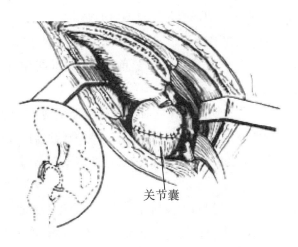

关节囊

图 6-10 复位关节，重叠缝合关节囊

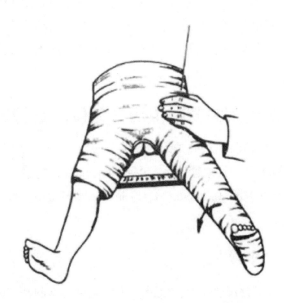

图 6-11 术后单侧髋或双侧髋人字石膏固定

5．术中注意要点

（1）注意辨认真臼与假臼

由于髂腰肌紧贴于关节囊前侧，切断髂腰肌后，同时切开前侧关节囊就可以发现真性髋臼。当圆韧带未断裂时，沿着圆韧带找到其近端止点即可发现真臼。此外，髋关节脱位时，股骨头多向髋臼的后上方脱出，因此，切开关节囊时，可见脱位的股骨头的前下方就是真髋臼所在。

（2）重叠紧缩缝合关节囊，增强股骨头复位后的稳定

常规采用双粗丝线褥式紧缩缝合法，同时将多余的关节囊剪成三角瓣，待关节囊缝合后，再将三角瓣覆盖关节囊前侧，加固关节囊前上缘，防止再脱位。

（3）股骨上端旋转截骨术

对年龄较大的髋脱位病儿，切开复位同时，做股骨上端旋转截骨。一方面可矫正过大前倾角，另一方面做股骨短缩，截除 2~2.5cm，这对减低股骨头复位后的压力、降低股骨头的坏死率、增加股骨头复位后在髋臼内的稳定性有重要作用。

6．术后处理

（1）严密观察病人血压、脉搏和呼吸情况。注意观察下肢血运、神经功能。

（2）术后 3 日摄片检查关节复位情况。如有脱位或复位、位置不佳，应研究、消除原因，调整位置或麻醉下手法复位，重新石膏外固定，或行二次切开复位等手术

（3）注意尿液处理，勿使浸湿石膏。石膏外固定于术后 4~6 周拆除。

（4）摄片复查情况良好者，应鼓励活动，髋、膝关节能屈曲 90° 后才下地逐渐负重。过早下地容易发生如股骨髁上骨折等并发症。最好在活动后第 2 周随诊一次，检查有无因肌力尚未恢复而活动过快的情况下发生股骨头外移现象。如发生这种情况，内旋髋即可纳入髋臼者，应用石膏短期固定，并严密观察。

四、学龄前儿童髋关节脱位切开复位的其他辅助手术技术

对于一些年龄大、病理改变重的先天性髋关节脱位患者，在行髋关节切开复位术的同时，有时需辅以其他手术。其他辅助手术主要包括 Salter 骨盆截骨术、Pemberton 髋臼成形术、改良沙拉尼契克手术（Zahradnick）、Stahali 髋臼盖成形术、股骨旋转截骨术及股骨短缩截骨术等术式。

（一）Salter 骨盆截骨术

Salter 骨盆截骨术除了使股骨头复位之外，主要是使异常的髋臼方向变为正常的生理方向，相对增加了髋臼深度，使股骨头与髋臼达到同心。

1．适应证：年龄在 1~6 岁的髋关节脱位者，包括手法复位失败者。髋臼指数应在 45° 以下，股骨头大小应与髋臼基本适应。

2．术前准备：为了得到良好的手术效果，防止股骨头坏死的并发症发生，术前必须进行股骨髁骨牵引、小腿皮牵引，同时行经皮内收肌切断。牵引重量为每岁 1kg，牵引时间一般以 2 周为宜，直至大转子达到 Nelaton 线上，床边 X 线摄片见股骨头达到髋臼水平。对脱位过高，经大重量牵引而不到位者，应行股骨短缩术。

3．手术步骤：选用全身麻醉或硬膜外麻醉。患者仰卧位，患侧臀部垫高。取

Smith–Peterson 髋关节前外侧切口（图 6–12），注意保护好股外侧皮神经，于髂骨翼两侧切开至骨膜，行骨膜下分离，切断缝匠肌起点，分离、切断股直肌起点，并向远侧游离，在其下方即可见到旋股外侧动、静脉，注意保护。切开髂腰肌筋膜，其内方为股神经，于髋关节屈曲外展位从小转子附着点切断髂腰肌，然后清除关节囊前方的脂肪组织，"T"形切开关节囊。检查髋臼及股骨头的病理变化，切断圆韧带，切除部分增大的盂唇，清除髋臼脂肪、结缔组织和髋臼横韧带，使股骨头复位，头臼相适应。股骨颈部有粘连时一并处理。此时，游离关节囊，特别是前、上、后方，切除多余的关节囊，紧缩缝合。此步骤十分关键，是防止再脱位的重要措施，缝合后以髋关节内收、屈曲不发生脱位为准。然后于髂骨翼两侧骨膜下分离，直达坐骨大孔，通过直角钳，引进线锯，经坐骨大孔至髂前上、下棘之间截骨（图 6–13）。将截骨远端用敷布钳牵引，向前、下、外方移位。从髂骨翼上取下一个三角形骨块，嵌入截骨间隙，用 2 枚克氏针将三角形骨块与上、下截骨端固定（图 6–14），置硅胶管密闭引流，逐层缝合。术后可用双髋外展位石膏支架固定。如术中前倾角过大，超过 60°，应行股骨旋转截骨术。

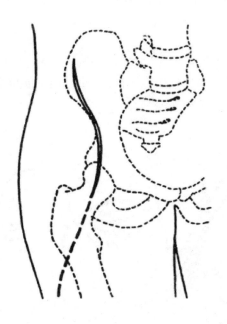

图 6–12　Salter 骨盆截骨术手术切口

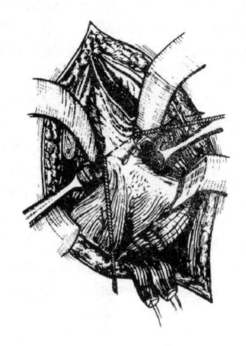

图 6-13 Salter 骨盆截骨术，用线锯经坐骨大孔至髂前上、下棘之间截骨

4. 术后治疗：全身应用抗生素 1 周；48h 后拔除引流管；术后 1 周可令患儿坐起，练习关节功能；术后 4 周拆除石膏，拔出克氏针；3 个月内不能负重，3 个月后如无股骨无菌性坏死改变，可试行下地，练习功能。

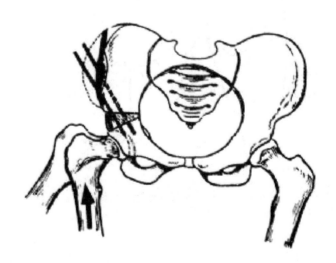

图 6-14 Salter 骨盆截骨术：用克氏针将三角形骨块与上、下截骨端固定

（二）Pemberton 髋臼成形术

Pemberton 髋臼成形术是通过髋臼上缘上 1 ~ 1.5cm 平行髋臼顶斜坡进行截骨，将髋臼端撬起向下，改变髋臼顶的倾斜度，使髋臼充分包容股骨头，使髋臼达到正常形态。

1. 适应证：年龄超过 7 岁，或 6 岁以下髋臼指数超过 46° 者可选用本术式。

2. 术前准备：同 Salter 截骨术。

3. 手术步骤：麻醉和手术入路与 Salter 截骨术相同。于关节囊上方 1cm 处，用宽的弧形骨刀剥开髂骨外侧软组织，显露髂骨外板（图 6-15），截开髂骨外侧皮质，从髂前下棘前方开始，向后方呈弧形截骨（图 6-16），直至坐骨大切迹前方。骨刀进入骨质内后，立即使骨刀的方向沿髋臼向下，准确地凿至 "Y" 形软骨的髂坐骨支的中心点，然后完全切开髂骨外侧骨皮质，于髂前下棘上方向髂骨内侧骨皮质凿一条与髂骨外侧骨皮质相应的截骨线，并至后 "Y" 形软骨。截骨后矫正髋臼的方向是以髂骨截骨的后部内侧皮质的不同位置来控制：截骨位置靠前时，髋臼顶向前旋转就少些；反之，截骨部位偏后，髋臼顶向前旋转要多些。双侧皮质完全截开后，在截骨端用宽弧形骨刀向下压，使上下两段髂骨前后缘至少有 2 ~ 3cm 的距离，这取决于髋臼发育不良的程度。然后，从髂骨面上凿一条前后方向的沟，再从髂前上棘上方取 2 ~ 3cm 长的楔形骨块，将此骨块嵌入髂骨两粗糙面内的沟内，使髋臼保持矫正位置（图 6-17）。使股骨头复位，缝合关节囊，置一根引流管。逐层缝合。对脱位高者多需短缩截骨。

4. 术后处理：也与 Salter 截骨术相同，但石膏固定时间应为 6 ~ 8 周，负重时间应推迟至术后 3 ~ 6 个月。

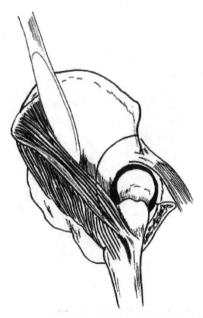

图 6-15　Pemberton 髋臼成形术：剥离髂骨外板软组织

（三）改良沙拉尼契克手术（Zahradnick）

是一次性髋臼、股骨颈、股骨干成形术，使其恢复解剖关系和功能，这种手术适用于 3~7 岁手术法失败或发现较晚 7 岁以内的儿童。手术成功率是很高的，但其并发症有可能影响关节活动功能。应强调年龄越小手术效果越好，并发症越少。

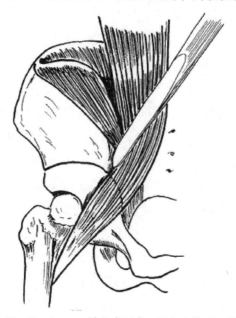

图 6-16　Pemberton 髋臼成形术：髋臼上缘弧形截骨

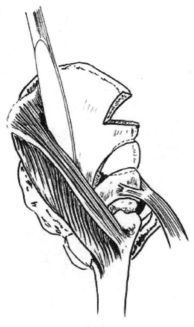

图 6-17　Pemberton 髋臼成形术：将骨块嵌入髂骨截骨面

（四）Stahali 髋臼盖成形术

髋臼成形术及造盖术是一种很古老的手术。近 30 多年来，由于骨盆截骨术的开展，髋臼成形术及造盖术已逐渐减少应用，甚至有被代替的趋势。然而许多学者对手术的远期随访研究发现，本术式在治疗先天性髋脱位中仍具有重要性，应用得当仍不失为一种安全、简单、有效的手术方法。对年龄较大、股骨头大髋臼小的病儿，使用此法有其优越性。髋臼成形术和髋臼加盖术是对髋臼浅而小，其前、上、后缘不能覆盖股骨头的先天性髋关节脱位的有效手术。手术是以人工方法在髋臼上半圆部分植骨以加宽、加深髋臼，稳定关节。髋臼成形术是在髋臼上方做不完全髂骨截骨，向下橇开远侧骨块，臼顶上骨缝嵌入植骨，达到减小髋臼倾斜度、增加髂骨对股骨头的覆盖面和复位股骨头的稳定性。造盖术是通过造盖扩大臼顶外缘的手术。造盖的方法可将髋臼顶上方的髂骨皮质骨下翻覆盖股骨头，加宽髋臼上、后缘，并用植骨块稳定髂骨皮质骨于下翻位或用植骨片在前、后、外侧加大髋臼以覆盖股骨头。如股骨头不能复位，也可在原位置加盖。造盖术的手术方法繁多，但各种方法大同小异。

1. 适应证：7 岁以内的病儿。髋臼小而浅，不能容纳股骨头，应在切开复位的同时施行髋臼加盖术；年龄较大，股骨头脱位已不可能切开复位，假臼平浅，关节又很不稳定者，可考虑原地假臼加盖术，以改善功能。

2. 术前准备：同 Salter 截骨术。

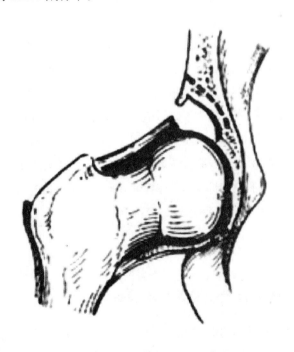

图 6-18　弧形凿开髋臼上方骨质

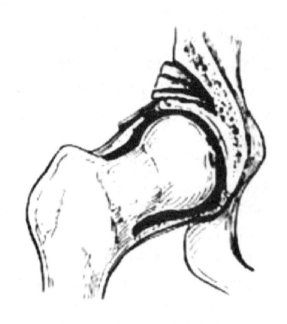

图 6-19　植骨加盖，楔形植骨

3. 手术步骤：麻醉和手术入路与 Salter 截骨术相同。可用髋关节前外侧切口或外侧切口显露。

切开复位后，将上方多余的关节囊切除，但需保留臼缘外 1 ~ 1.5cm 宽的关节囊以覆盖股骨头，将这一部分关节囊修薄成 2mm 后缝合（太厚会使植骨与股骨头间间隙太宽，容易发生脱位）。对髋臼过浅过小需加盖较大者，应先作胫骨粗隆部穿针作骨牵引，会阴部立柱为反牵引，使股骨头下降并维持在最佳平面，必要时摄片证实。然后，沿髋臼上缘的关节囊止点以远 2cm 的髋骨上，用圆凿凿一半圆形痕迹（图 6-18）（宽度应以能覆盖股骨头软骨部份为准），先沿髋骨面凿下 2 ~ 3mm 厚的骨质片，边凿边向下压，使之成为多数不全骨折的骨瓣覆盖股骨头；如有髋臼发育不良，则凿骨达到髋臼上缘时，沿臼顶向内侧凿进，至与股骨头相贴近。取髂嵴骨植入下翻骨瓣上方遗留的裂隙内嵌紧（图 6-19），如不稳定即用克氏钢针内固定，最后摄 x 片证实加盖满意，髋臼角缩小至正常为止。如 x 片显示不满意处，应即予调整。

4. 术后处理：也与 Salter 截骨术相同，但石膏固定时间应为 6 ~ 8 周，负重时间应推迟至术后 3 ~ 6 个月。

（五）股骨旋转截骨术及股骨短缩截骨术

股骨旋转截骨术适用于前倾角在 45° ~ 60° 以上者，应与上述手术同时进行。一般于小转子下截骨，通常用线锯，截骨后近截骨端内旋或远截骨端外旋，用 4 孔钢板固定，但要注意矫正不要过度。股骨短缩截骨术适于年龄偏大，Ⅲ度脱位，特别是术前牵引未到位者，亦在小转子下短缩截骨，也可同时矫正前倾过大，然后也用4孔钢板固定。

综上所述，先髋脱位的手术方法很多，目前公认的经典根治性手术是Salter骨盆截骨术和Pemberton髋臼成形术。其它手术均属于补救性的或者称为姑息性手术，适用于年龄超过1.5~7岁以上的儿童，主要目的在于改善其负重功能。相比之下，Stahali髋臼盖成形术和Steel髂骨截骨术效果较好，但后手术操作过于复杂，手术打击也过大。可作为手术失败病例的选择。

五、并发症防治

1. 股骨头缺血性坏死此系医源性并发症，主要是机械性压力致动脉缺血所致。Salter提出5条诊断标准：

（1）复位后1年，股骨头骨骺核仍不出现。

（2）复位后1年，现存骨骺核生长停滞。

（3）复位后1年，股骨颈部变宽。

（4）股骨头变扁，密度增加或出现碎裂现象。

（5）股骨头残余畸形，包括头变扁变大、扁平髋、髋内翻、股骨颈短宽等。

为避免或减少出现股骨头缺血性坏死，在整个髋关节脱位复位（闭合复位或切开复位）治疗过程中，首先要克服髋关节周围软组织挛缩，使肌肉松弛，以减轻复位后头臼间的压力。通常行悬吊皮牵引。其次，需要切断内收肌。第三是闭合复位时在全身麻醉下轻柔手法操作。第四，用人位（human position）固定法。有效降低股骨头缺血坏死发生率。

对股骨头骨骺缺血坏死已愈合的病人，可不需治疗，如出现股骨头严重变形且伴有外侧半脱位等晚期后遗症可施行重建手术。手术方式包括：

（1）对出现铰链式外展者可行粗隆下外展截骨术。

（2）Ⅲ型晚期的股骨头畸形或Ⅳ型的残留畸形者，可采用Garceau骨唇切除术。

（3）扁平髋畸形可施行髋臼加盖术。

（4）股骨头畸形严重且伴有外侧半脱位者，可考虑Chiari骨盆内移截骨术。

（5）若股骨头骺板过早闭合，导致股骨头颈发育不良，出现髋外展受限及臀中肌功能不全，可行大粗隆推移术（trochantericadvancement）。

2. 术后再脱位术后再脱位虽然发病率不高，但一旦发生，预后不良，可发生股骨头坏死和关节僵硬，应尽力预防。其产生的原因主要是关节囊紧缩不理想，这是最常见的原因；其次为前倾角过大而未给予矫正；还有头、臼不对称，处理不好等原因。应加强

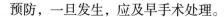

预防，一旦发生，应及早手术处理。

3．髋关节运动受限或僵硬　此并发症较为常见，患者年龄越大，发生率越高，脱位股骨头位置越高，髋关节周围挛缩越重，若未行矫正，极易发生髋关节运动受限或僵硬，特别是术后应用髋人字石膏固定者更易发生，应加强术后的早期关节功能锻炼，采取髋关节外展石膏支架固定，术后 1 周应坐起练习活动。也可不用石膏固定，术后采用持续性被动活动（CPM）进行关节功能锻炼。

第七章 治疗髋关节脱位的骨盆截骨术

一、单一骨盆截骨术

（一）Salter 骨盆截骨术

1．概述

Salter 髂骨截骨术用于先天性髋关节脱位的手术治疗。1961 年，由 Salter 首次报道髂骨截骨术，手术原理是髂骨截骨后以耻骨联合为轴心，犹如绞链关节，将包括整个髋臼的髂骨远端连同坐骨和耻骨作为一个整体，向前侧、外侧和下方旋转，使异常的髋臼方向变为正常的生理方向，相对增加了髋臼深度，但不改变髋臼的容积和形状，即在髋臼的结构和容积保持不变的前提下，增加股骨头前外缘的包容，使股骨头得到较完善的覆盖，增加髋关节的稳定性。截骨部位张开的楔形空隙，从髂骨翼取骨块填充固定。只要适应证和手术方法掌握得当，该手术均能取得满意疗效。通常先天性髋关节脱位患儿年龄 1～6 岁，髋臼指数小于 45° 适应此术式。

2．适应症

（1）1.5～6 岁左右的髋脱位，复位后股骨头仍不稳定，而髋臼不太浅、不太小者。单侧脱位者其最高年龄界限可略提高。本术式可作为首次治疗或其他治疗失败的补救措施。

（2）3 岁以上至青少年时期的髋关节半脱位。术中可不切开关节囊而在囊外做髂骨截骨术。

3．禁忌症

（1）股骨头达不到髋臼相对水平的位置。

（2）内收肌和髂腰肌经松解仍有挛缩。

（3）头大臼小，股骨头与真髋臼不同心，关节面不一致。

（4）髋臼指数过大。一般认为髋臼指数在 45° 以上者，髂骨截骨难以解决其稳定性问题。

（5）髋关节活动度明显受限。

（6）年龄过大。

4．术前准备

（1）牵引术前进行患肢牵引是很必要的。除非同时行股骨缩短术。牵引能使挛缩的软组织松弛，手术容易复位；复位后股骨头稳定，防止因肌肉挛缩而产生再脱位；减轻术后股骨头与髋臼之间的压力，防止软骨面受压迫而坏死及股骨头无菌性坏死。

除3岁以下和股骨头向上移位轻者可采用皮肤牵引外，一般均采用克氏针胫骨结节下骨牵引，对年龄大脱位高者宜采用克氏针股骨髁上牵引。牵引时抬高床脚10～20cm，作为对抗牵引。牵引方向应取患髋轻度屈曲、与躯干的纵轴一致或轻度内收位牵引。若将患肢放在外展位牵引，股骨头抵在髂骨上而受到阻挡，不能牵引下降。当股骨头牵至髋臼平面时，患髋可逐渐外展和伸直，以牵拉挛缩的软组织。牵引的重量开始用2～3kg，以后逐渐加重，一般不超过7～8kg。牵引时间为2～4周，如股骨头下降不够，可适当延长时间。病儿的年龄、病变各不相同，所需的牵引重量和时间也各异。牵引过程中应注意测量两下肢的长度，检查腹股沟部是否可触及股骨头，牵引2周后每周在牵引下摄X线片1次，以确定股骨头的位置。待股骨头下降到髋臼平面并维持1～2周后即可进行手术。如采用同时股骨缩短的术式，术前可不需牵引治疗。

（2）做好全身情况和手术区皮肤准备。

（3）备血如估计手术困难大或需同时加做其他手术者，应配血300-600ml。

5．麻醉和体位

全身麻醉或基础麻醉加硬膜外麻醉或基础麻醉加骶管麻醉。

仰卧位，患侧臀部和背部垫高使身体向健侧倾斜30°。

6．手术步骤

（1）切口

从髂嵴中段开始，做弧形切口，经髂前上棘于缝匠肌和阔筋膜张肌间隙向下外延伸6～8cm（图7-1）。

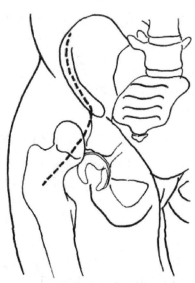

图7-1　Salter髂骨截骨术手术切口

（2）显露关节

按皮肤切口线切开髂骨嵴上的深筋膜。在髂前上棘远端 1～2cm 处，靠近缝匠肌的外侧缘显露并游离股外侧皮神经，妥善保护，并将它用橡皮片向内侧牵开（图 7-2）。钝性分离并向外、内侧拉开阔筋膜张肌和缝匠肌（图 7-3）。将髂骨嵴骨骺软骨从其中段至髂前上棘纵行剖开，直至骨质，骨膜下剥离附于髂骨翼的骨骺软骨的外侧部分、阔筋膜张肌、臀中肌的前侧部分和臀小肌，显露髋臼上缘和髋关节囊的上外侧部分。剥离应在骨膜下进行，剥开后用纱布填塞止血（图 7-4）。从髂骨翼的内面剥离髂骨嵴骨骺软骨的内侧部分和髂肌，剥离也在骨膜下进行，以减少出血。缝匠肌可与髂前上棘内侧骨骺软骨一并拉向内侧或从髂前上棘剥离其起端，切断后用丝线缝扎并向远侧翻转和牵开。在髂前下棘显露股直肌直头，于髂前下棘下方 2cm 处斜行切断，从髋臼上缘剥离并切断股直肌反折头，钝性分离此肌腱和近端肌腹，用丝线缝合其游离肌起端，并向远端翻转和牵引，切勿损伤该肌的血管和神经。向远侧翻开股直肌后，切开深筋膜，结扎其下的旋股外侧动、静脉分支并剥离其下的脂肪组织显露关节囊。应尽可能保留旋股外侧动、静脉分支，以利于保留股骨头的血供。

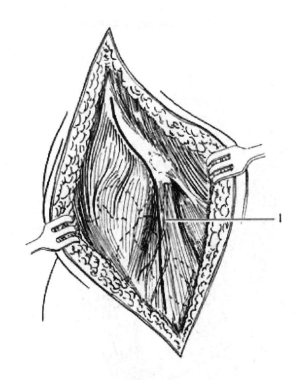

图 7-2 切口与股前外侧皮神经

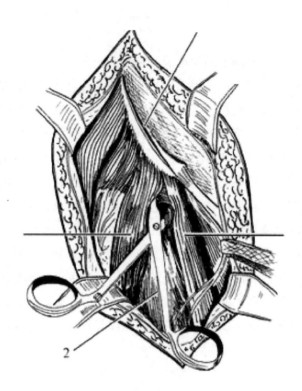

图 7-3　剥离并切断股直肌反折头

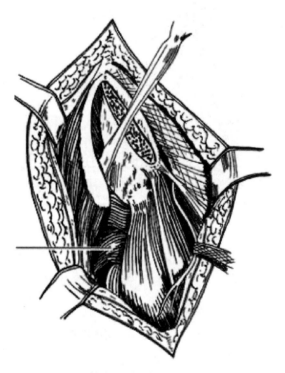

图 7-4　从髂骨翼骨膜下剥离髂骨内、外板

（3）关节外障碍的处理

关节外妨碍复位的主要因素是臀中、小肌和髂腰肌的短缩和粘连。关节囊与髂骨翼的粘连应彻底剥离，尤其要注意对继发髋臼部分的剥离，应一直剥离到真髋臼上缘为止（图7-5），使解剖关系清楚，切勿把假髋臼误认为真髋臼。充分剥离关节囊与臀中、小肌的粘连，充分显露关节的外上部分。将髂腰肌和耻骨肌向内侧推开，显露关节囊的前侧和内侧部分。将患髋屈曲、外展、外旋，显露髂腰肌腱和股骨小转子。注意保护股神经及股动、静脉，将其连同耻骨肌、髂腰肌一起向内侧轻轻牵开。髂腰肌腱常缩短，紧张地压在关节囊的前下方，亦与关节囊粘连，应剥离粘连。髂腰肌腱可切断或采用Z形延长（图7-6）。继续剥离内下方关节囊至髋臼缘。用轻手法牵引患肢，将患髋外展内旋，并在大粗隆部轻压，试行将股骨头复位，查明阻碍复位的原因（图7-7）。在关节外妨碍复位的原因排除后，进一步解除关节内妨碍复位的原因。

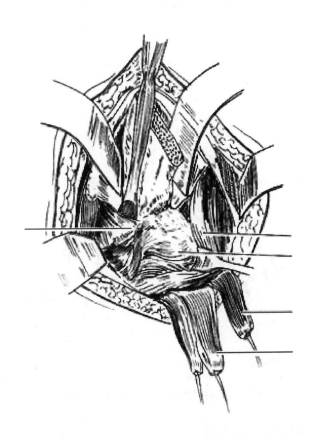

图7-5 显露关节囊

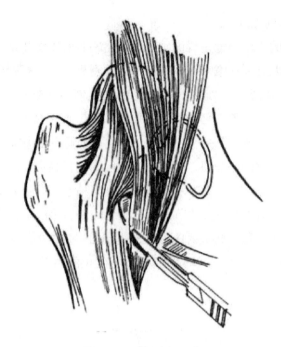

图 7-6　延长髂腰肌腱

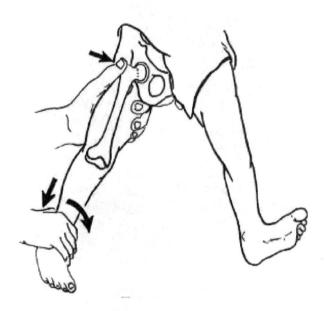

图 7-7　患髋外展内旋试行复位髋关节

（4）关节内妨碍复位因素的处理

切开关节囊：离髋臼缘 1cm 处做一与髋臼平行切口，再沿股骨颈方向另做一切口，两者构成 T 形，切开关节囊（图 7-8）。如有哑铃状或葫芦状缩窄，其狭窄处必须彻底解除，内下方关节囊应充分剪开，直至真髋臼平面，必要时可剪除部分内下方关节囊，

70

以利股骨头的复位和充分显露髋臼。用丝线缝合切开后的关节囊边缘，并将它牵开。

切除圆韧带和髋臼横韧带：通常圆韧带变长、增粗，妨碍解剖复位，应予切除。先将它在股骨头的附着点切断，再沿圆韧带跟踪找到真髋臼，切断它在髋臼的附着点（图7-9）。如髋臼横韧带上移，阻挡髋臼入口的下1/3，应予切除。

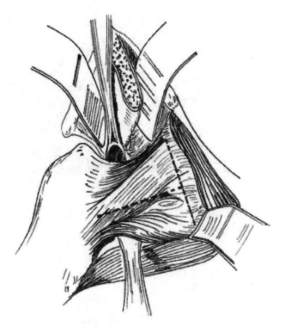

图 7-8　T 型切开关节囊

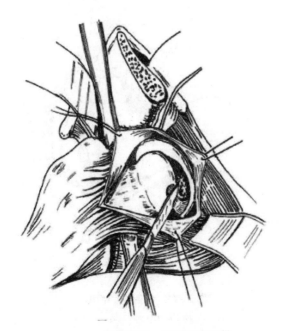

图 7-9　切除变长、增粗的圆韧带

　　清除髋臼：髋臼内常见有纤维脂肪组织充填，亦妨碍中心复位，应予彻底清除，但应避免损伤关节软骨（图 7-10）。盂唇一般不应切除，有利于复位后的稳定性。但如盂唇内翻明显，可用钝物将它从髋臼内钩出，并予切除（图 7-11）。

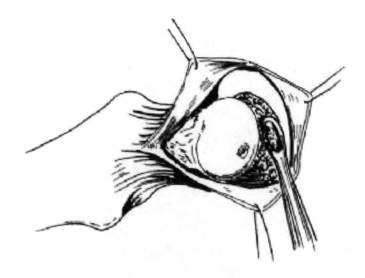

图 7-10　清除髋臼内充填的纤维脂肪组织

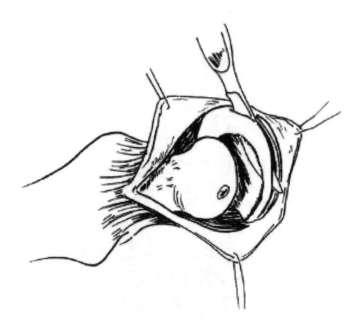

图 7-11　切除内翻盂唇

清除妨碍复位因素后，应检查髋臼的深度和倾斜度、股骨头的形状和它的表面关节软骨情况以及股骨颈前倾角和颈干角。然后轻轻牵引患肢，患髋屈曲、外展、内旋，在股骨大粗隆部轻施压力，小心将股骨头纳入髋臼内。股骨头复位后，将患髋做屈伸、旋转和内收外展的动作，检查各方面活动有无障碍和股骨头的稳定性。若髋臼和股骨头发育尚好，股骨颈前倾角＜45°，颈干角在100°～140°，患髋伸直、轻度内收、外旋位时股骨头位置仍较稳定，则不做其他手术。

（5）髂骨截骨

在清除关节内、外妨碍复位因素后，试验髋关节复位后的稳定性。如髋关节内收时股骨头即向上脱出，伸直或外旋时股骨头即向前脱，则应做髂骨截骨术。在髋关节脱位情况下，骨膜下剥离髂骨内外板，用两个骨膜剥离器在坐骨大切迹处做细致的骨膜下剥离直至彼此相触及。然后用一把长而弯的直角钳沿髂骨内侧骨膜下伸入坐骨大切迹，夹住从外侧放入的线锯端并从内侧拉出（图7-12）。用骨剪或骨刀从髂骨嵴的前侧部分（Salter法）或在髂前上棘后2cm处切取一个全厚骨块，将它削成楔形，其基底的长度约等于髂前上棘至髂前下棘的距离。将骨膜剥离器钝头于骨膜下放入坐骨大切迹，保护坐骨神经和臀上动、静脉，用线锯从坐骨大切迹至髂前下棘上方做一直线，通过髋臼上方，与髂骨的纵轴垂直，锯断髂骨（图7-13）。

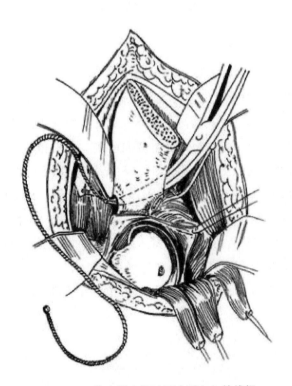

图 7-12　从坐骨大切迹下方引入入的线锯

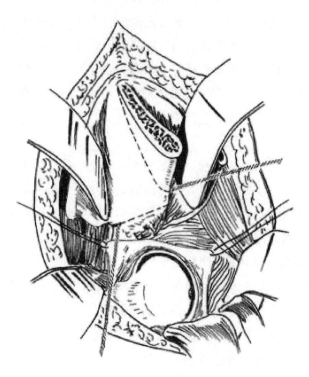

图 7-13　髂骨截骨

（6）矫正髋臼方向和植骨

用两把巾钳分别夹住截骨后的髂骨上、下两个骨块，上部巾钳夹住髂前上棘后侧固定髂骨，下部巾钳夹住髂前下棘后侧，以伸入坐骨大切迹的骨膜剥离器向前撬顶协助之，以耻骨联合为轴心，下部巾钳将远侧骨块向前侧、外侧和下方徐徐旋转，以调整髋臼方向，使截骨处的间隙向外侧和前侧张开。将髂骨嵴上取下的楔形骨块放入开口处，其基底朝外（图 7-14）。放松巾钳的牵引力，骨块即被夹紧。用 2 根克氏针从上骨块钻入，贯穿固定楔形骨块，针尖插入髋臼后部的骨内（图 7-15）。检查克氏针的进针方向和深度，术者用手指检查髋臼，如克氏针穿入髋臼，应即退出；若方向不对，未将嵌入的楔形骨块牢固固定，应改变方向，重新固定（图 7-16）。

将股骨头重新复位，置患肢于中立位仍较稳定时，说明髋臼方向矫正较合适。

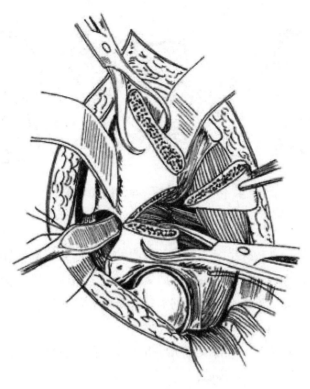

图 7-14　矫正髋臼方向和植骨

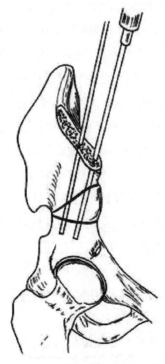

图 7-15　用克氏针将嵌入的楔形骨块固定

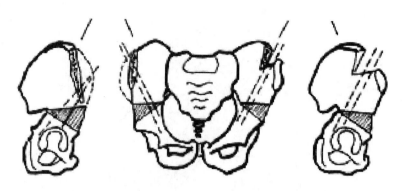

图 7-16　完成的 Salter 骨盆截骨术

（7）关节囊成形

彻底剥离继发髋臼处的关节囊，切除关节囊的多余部分或将关节囊重叠缝合，严密修整，消除外上方松弛口袋样关节囊，以防发生再脱位。缝合关节囊时由一助手将患髋保持屈曲，外展 30°，轻度内旋位，直到术后石膏固定完毕为止。

（8）缝合

缝合股直肌，如有紧张，可将股直肌反折头缝在直头的起始端上，髂骨嵴骨骺原位缝合，逐层缝合深筋膜、皮下、皮肤。

7．术中注意要点

（1）保护好坐骨神经和臀上动、静脉　坐骨神经和臀上动、静脉在坐骨大切迹后侧经过，剥离坐骨大切迹和用线锯截骨时必须遵守在骨膜下操作的原则，截骨时还须用剥离器钝头保护上述神经、血管。髂骨内板的剥离不宜太多，以能容许剥离器的钝头放入坐骨大切迹及能通过线锯为度，否则，截骨后两骨块与软组织联系少，易分开过多。

（2）应正确掌握好矫正髋臼的方向　牵引下骨块时必须以耻骨联合为轴心，将其向前侧、外侧和下方牵拉并徐徐旋转，才能正确调整髋臼方向，增加对股骨头的覆盖和稳定性。应避免向后、向内移位，否则不能增加对股骨头的前方和外侧的覆盖；也不可向前过度移位，否则股骨头的后方覆盖不够，亦可发生再脱位；如只向下牵拉而少旋转，则髋臼方向调整不够，截骨处的后端势必张开，肢体被不必要地延长。

（3）植入骨块应正确牢固固定　要用 2 根克氏针固定，以防植入骨块扭转。克氏针应确实穿过上、下骨块和植入骨块。克氏针应向髋臼后上方穿入，穿入下骨块不可太浅，否则针尖后退，可发生骨块移位。但克氏针也不能穿入过深，不可穿入髋臼内，以免关节活动时损伤股骨头软骨面和妨碍股骨头的复位和活动。一般以穿入下骨块内 1.5～2cm 为宜。针尾端要折弯，以防克氏针移动。

（4）妨碍复位的关节内、外因素必须彻底解除，股骨头必须达到中心复位，否则术后可发生再脱位。

（5）关节囊必须严密修整并做关节成形缝合，以增加复位后的稳定性。

（6）严格掌握截骨的方向　髂骨截骨的方向应是从坐骨大切迹至髂前下棘稍上。如截骨平面过高，不易矫正髋臼方向；截骨平面过低，可损伤髋臼面或在向前侧、外侧和下方扭转远侧骨块时，易发生远侧骨块的骨折。

8．注意事项

（1）手术前必须要有良好的复位，建议手术前牵引使股骨头达到髋臼 Y 形软骨线水平。

（2）手术时对内收肌和髂腰肌均应切断，在关节囊外分离髂腰肌至股骨小转子处应注意保护股神经；髋臼内的脂肪组织和圆韧带均应清除，特别注意要切断髋臼横韧带；作髂骨截骨时应用线锯锯断而不应用骨刀，理想的截骨应是在髂骨上、下棘之间，保持内低外高，后低前高；髂骨远端应以耻骨联合为轴心，向前、下、外方向牵引旋转，改变髋臼的方向；注意保持不能造成髂骨截骨后方张开，这样达不到髂骨充分旋转。

（3）术后 6-8 周拆除石膏并可拔出固定钢针；3 个月后开始下地行走。

9．术后处理

Salter 髂骨截骨术术后待 X 线检查证实截骨处的植骨愈合后，才允许负重行走，并在基础加局麻下拔除钢针。

（二）Pemberton 关节囊周围髂骨截骨术

髋臼成形手术是在髋臼上部的髂骨组成骨上围绕关节囊作弧状切骨，深达 Y 形软骨，并以此为绞链，将髋臼上部向前、外方下压，改变臼顶部的方向，使股骨头稳定于臼内。本术式于 1965 年由 Pemberton 首先报道，他认为，影响先天性髋脱位不稳定的因素是髋臼指向异常以及头臼不对称。他提出 Y 形软骨的结构是柔软的，以它为轴心，在关节囊外做髂骨截骨术，向前下旋转髋臼，改变髋臼的指向和深度，使髋臼大小和外形得到重塑。本手术对髋臼的重塑能力比 Salter 手术为大，但其操作亦较困难。

1．适应证

（1）先天性髋关节脱位、半脱位，合并有髋臼发育不良，股骨头可被牵引到 y-y 线水平者。

（2）可复位的先天性髋关节脱位，和髋臼发育不良、股骨头偏大，髋臼小而浅，股骨头与髋臼明显不对称者，或髋臼浅平、髋臼角超过 45° 者。

（3）1-14 岁（即 Y 形软骨封闭年龄以前）的髋关节脱位及半脱位的第 1 次治疗或以往治疗失败者。

2．禁忌症

（1）全身情况不良和手术区域皮肤有感染灶。

（2）股骨头达不到髋臼相对水平的位置。

（3）髋关节活动度明显受限。

3．术前准备

（1）骨牵引患肢，使股骨头牵引到髋臼y形软骨水平或以下（摄x线片证实）。超过3岁，手法牵引内收肌紧张者，应先行内收肌腱切断手术。如牵引后股骨头仍不下降到y形软骨水平，应辅助行臀中、小肌起点下移松解手术。除3岁以下和股骨头向上移位轻者可采用皮肤牵引外，一般均采用克氏针胫骨结节下骨牵引，对年龄大脱位高者宜采用克氏针股骨髁上牵引。牵引时抬高床脚10～20cm，作为对抗牵引。牵引方向应取患髋轻度屈曲、与躯干的纵轴相一致或轻度内收位牵引。若将患肢放在外展位牵引，股骨头抵在髂骨上而受到阻挡，不能牵引下降。当股骨头牵至髋臼平面时，患髋可逐渐外展和伸直，以牵拉挛缩的软组织。牵引的重量开始用2～3kg，以后逐渐加重，一般不超过7～8kg。牵引时间为2～4周，如股骨头下降不够，可适当延长时间。病儿的年龄、病变各不相同，所需的牵引重量和时间也各异。牵引过程中应注意测量两下肢的长度，检查腹股沟部是否可触及股骨头，牵引2周后每周在牵引下摄X线片1次，以确定股骨头的位置。待股骨头下降到髋臼平面并维持1～2周后即可进行手术。

（2）术前配血备用。估计手术困难大或需同时加做其他手术者，应配血300～600ml。

（3）做好全身情况和手术区皮肤准备。准备牵引手术台，保持术中在牵引下手术。

4．麻醉和体位

全麻，骶管麻醉或硬膜外麻醉。

仰卧位，患侧臀部和背部垫高使身体向健侧倾斜30°。

5．手术步骤

（1）切口、显露　用髋关节前外侧显露途径。将双下肢固定于牵引手术台的牵引足板上，会阴部置立柱作反牵引。从髂嵴中段开始，做弧形切口，经髂前上棘于缝匠肌和阔筋膜张肌间隙向下外延伸6～8cm。切开后要求显露髂骨的前1/3内、外侧面，达到坐骨大切迹的前后方。

（2）切开复位　在关节囊前侧作T字形切开。观察纪录关节囊的形态、囊壁厚度、股骨头形态与大小、髋臼形状等。清除髋臼内任何限制与影响复位的软组织，如：髋臼内脂肪纤维组织、圆韧带、髋臼缘的内翻下垂的软骨盂唇及臼下缘的横韧带等。在直视下进行患肢牵引行髋关节复位，并摄片检查证实股骨头已下降到要求水平，在髋臼内已达到正确位置。可见股骨头与髋臼间有一间隙，此间隙高度即为髋臼应该下降的高度。术中应再一次测定股骨颈前倾角数值。如前倾角大于45°时，应做转子下切骨纠正。

（3）显露关节及清除妨碍复位的病理因素与"Salter髂骨截骨术"相同。

（4）关节囊成形　复位后，将髋关节上半部增厚的关节囊削薄，切除多余关节囊组织。使髋臼前、上、后缘附着的关节囊仅有 0.5cm 的厚度。

（5）截骨　将两个骨膜剥离器分别沿髂骨内、外侧的骨膜下伸到坐骨大切迹，以显露髂骨的前 1/3 内、外侧的骨面。充分剥离确认关节囊在真髋臼缘的附丽处。用弯骨刀进行截骨。先从髂前下棘的稍上方开始，沿髋关节囊上方 1cm 处做一与关节囊平行，向后呈弧形截开髂骨外侧皮质骨，一直截至坐骨大切迹处的剥离器之前，再向下凿深 1.5cm，达 Y 形软骨的髂骨支的中心，即完成了切开髋臼外侧皮质骨（图 7-17）。接着，在髂前下棘之上开始截开髂骨内侧皮质骨，其截骨线与髂骨外侧皮质骨的截骨线相平行，并向后直达 Y 形软骨（图 7-18）。当髂骨内外侧皮质骨完全截开后，在上、下截骨缝间插入宽弧形骨刀，向下撬开远侧的骨块，边凿进，边向前外方压下，逐渐扩大外板切骨间隙，以改变髋臼方向。最后利用 y 形软骨作为旋转绞链，将髋臼顶压向前外方，使髋臼适度向前外侧倾斜，完全覆盖住股骨头，臼头间隙消失，髋臼指数达到 0。如前侧倾斜不够，可将髂骨后的切骨端向后延长。从髂前上棘上方取一楔形骨块，将此骨块嵌入髂骨两粗糙面上的沟内，使其牢固嵌入，将髋臼保持在矫正的位置并复位股骨头（图 7-19）。

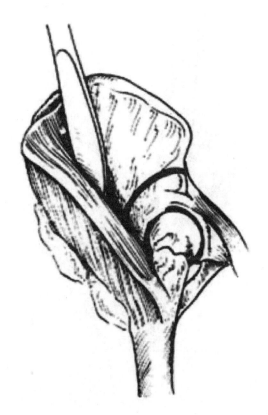

图 7-17　沿髋臼上缘顺臼顶作后方弧形切骨

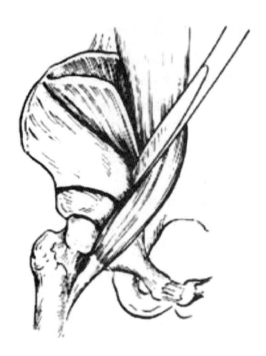

图 7-18　同样作前方切骨

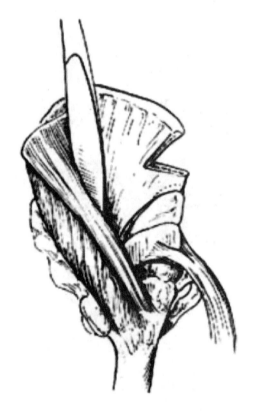

图 7-19　将髋臼向前外倾斜，取楔形髂骨块充填植骨

（6）缝合　充分冲洗切口，用 1∶1000 新洁尔灭液浸泡切口 5 分钟，再用生理盐水冲洗，吸净。重叠缝合关节囊，保持一定张力，用 14 号导尿管置切口内，经另作小切口引出皮外，作负压吸引。逐层缝合切口。

（7）石膏外固定　继续在牵引下进行髋人字石膏固定，或半人字石膏固定，上沿需达乳线，下至趾部。将骨牵引针固定于石膏中，以保证髋臼成形术后不变形，减轻股骨头部的压力。

6．术中注意要点

（1）严格掌握截骨的位置和方向　暴露要充分，使之能在直视下进行操作。截骨线应与髋臼平行在其上方 1cm 平面进行，如过于靠近臼缘，下折片过薄易发生骨折；截骨线远离臼缘，则有凿通坐骨切迹的危险。一般应根据病儿年龄及髂骨厚薄而定。截骨必须确实抵达 Y 形软骨，一般凿至软骨时有抗力骤减的感觉；如截骨不充分，髋臼指向异常不能得到充分矫正。

（2）髂骨截骨后上、下骨片开大的幅度应根据髋臼指数的大小而定，一般平均为2.5cm。

（3）术中应保护好坐骨神经和臀上动、静脉：坐骨大切迹处应充分行骨膜下剥离，并以两个骨膜剥离器保护。掌握好截骨方向，勿截断坐骨大切迹处的骨皮质。

7．术后处理

Pemberton 截骨术术后待 X 线检查证实截骨处的植骨愈合后，才允许负重行走，并在基础加局麻下拔除钢针。

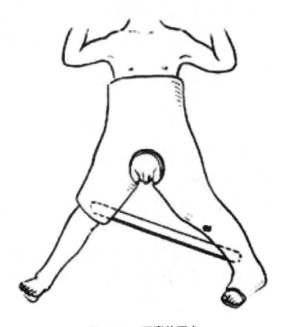

图 7-20　石膏外固定

二、双联骨盆截骨术

（一）Hopf 双联骨盆截骨术

1. 概述

骨盆二处截骨术用于先天性髋关节脱位的手术治疗，系由 Hopf（1966）、设计的一种手术方法，骨盆二处截骨系在 Salter 骨盆截骨的基础上，增加耻骨及坐骨支截骨，骨盆多处截骨由于手术操作比较复杂，再加上骨科医师对耻骨联合切口入路不熟悉，特别对尿生殖膈的解剖生疏，因此有可能损伤耻骨联合部的血管、神经丛。同时由于耻骨联合截骨后，在髋关节向内推移时，可能产生前移位过多。而两截骨端需要克氏针内固定，也容易损伤血管、神经，因此，骨盆多处截骨的手术，应用时一定要慎重考虑。

2. 适应症

骨盆二处截骨术适用于：

（1）青少年的髋臼发育不良，在持重状态下股骨头包容不佳者。

（2）青少年髋臼发育不良和髋关节脱位，由于耻骨联合部柔软性差，如采用 Salter 骨盆截骨时，可影响对侧髋臼发育，因此，选用多处截骨方法较为有利。

（3）髋臼发育不良，髋关节不稳定且有疼痛者。

（4）不适于其他骨盆截骨方法的青少年。

3. 禁忌症

（1）由于关节软骨退行性变化，关节间隙变窄，出现关节僵直，骨关节炎者。

（2）由于骨盆二处截骨，不能扩大髋臼容量，因而不适宜股骨头增大或扁平，头臼严重失调者。

（3）麻痹性髋脱位者，如脑瘫、脑脊膜膨出者。

4. 优点：

（1）不损伤关节软骨。

（2）不干扰"Y"形软骨的生长、发育。

（3）股骨头血液供应不受影响。

（4）可获得髋关节向内移位的效果。

5. 术前准备

（1）3 岁以下的髋脱位病儿，由于软组织挛缩较轻，术前可不必牵引。

（2）股骨头脱位较高病儿。手术前可适当做患肢皮牵引，或骨牵引。牵引时间为 2～3 周。

6. 麻醉和体位

硬脊膜外腔阻滞麻醉或全身麻醉。体位选用仰卧位、患者臀部垫高 30°，骨盆三处截骨时采用截石位，并须二次皮肤消毒。

7. 手术步骤

（1）切口

沿髂骨嵴至髂前上棘再向下 3cm，做一斜形切口，长 8～10cm，需要同时做股骨上端截骨矫形术时采用前外侧弧形切口（图 7-21）。

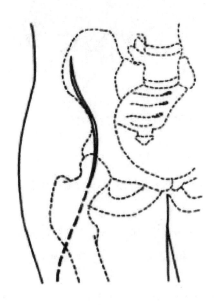

图 7-21 采用延长 SP 手术切口

（2）显露髂骨内外板

纵行劈开髂骨嵴骨骺，骨膜下剥离附着于髂骨外板的臀中肌、臀小肌以及关节囊前侧上部粘连组织，切断股直肌、髂腰肌并将前者向远端翻转，不结扎旋股外动、静脉分支，显露关节囊。继之骨膜下剥离髂骨内板，显露坐骨切迹。剥离髂骨内外板时，对髂骨营养血管应结扎、电灼，或骨蜡填塞止血。剥离髂骨内外板时，只限于显露坐骨切迹为宜，避免过多剥离增加出血机会。用胫骨牵开器插入坐骨切迹，显露髂骨内外板（图 7-22）。

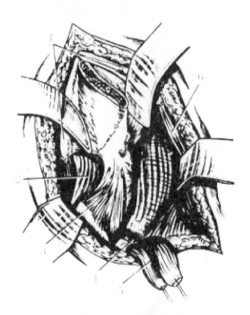

图 7-22　显露髂骨内外板

（3）显露髋关节

清除髋臼内阻碍复位因素的方法步骤同前外侧入路髋关节切开复位术。

（4）髂骨截骨

用直角钳由坐骨切迹内板向外穿出，钳夹线锯并将线锯拉出，沿坐骨切迹紧靠髂前下棘水平截断髂骨，用肋骨剪将近端前侧髂骨切除一等腰三角形骨块备用（图 7-23，7-24）。

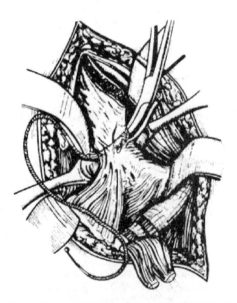

图 7-23　从坐骨切迹髂前髂嵴水平拉出线锯

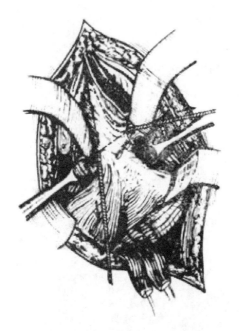

图 7-24　用线锯行骨盆截骨

（5）耻骨截骨

在耻骨联合上缘做一长 7～10cm 的横切口，切开皮肤及皮下组织后，将精索或圆韧带向外牵拉，再把附着在耻骨上缘的腹直肌、锥状肌切断，注意勿损伤精索或圆韧带。继之，游离内收长肌及股薄肌肌腱，并在耻骨前面切断，显露耻骨联合和耻骨支。采取骨膜下剥离显露耻骨支，切勿损伤阴部内动、静脉及阴茎背神经、尿生殖膈。然后在耻骨联合的外侧，用尖嘴咬骨钳去除 7～13mm 的耻骨（图 7-25）。

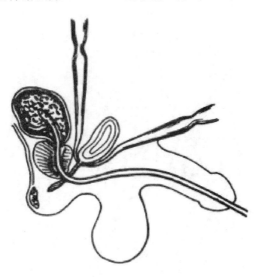

图 7-25　耻骨截骨

（6）改变髋臼方向及内固定

先用巾钳夹住耻骨，使其向内、上和后移位（图7-26），同时在Salter髂骨截骨处，用巾钳牵拉截骨远端，使其向前下移位，并在截骨间隙内嵌入一三角骨块，然后用2枚螺纹针固定髂骨截骨处，用1或2枚螺纹针或四孔钢板固定耻骨截骨处（图7-27）。

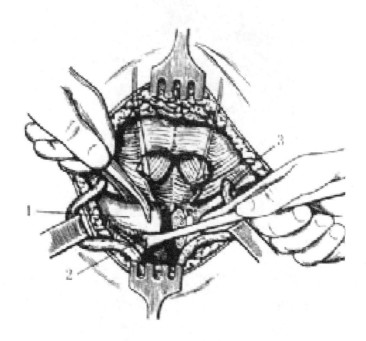

图7-26　耻骨截骨移位

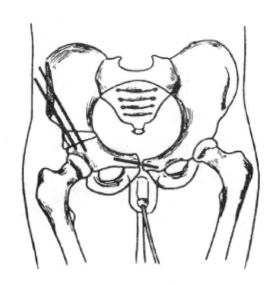

图7-27　完成的二处骨盆截骨术

（7）术后处理

骨盆二处截骨术术后单侧髋人字石膏固定 8～10 周，待骨愈合后可扶拐下地活动，术后 6 个月可负重行走。

（二）Sutherland 报道两处髂骨截骨术

1. 概述

1977 年，Sutherland 报道两处髂骨截骨术治疗较大年龄的先天性髋关节脱位。本手术是在完成 Salter 髂骨截骨后接着在耻骨联合和耻骨结节之间截骨，使获得比 Salter 髂骨截骨术更多的旋转度，以髋臼软骨对股骨头软骨，解剖形态相称，符合生理要求。由于耻骨截骨，使髋臼能充分旋转，改善对股骨头的覆盖，加上髋臼向内侧移位，水平力臂减少，增加了髋关节的稳定性。采用三处骨截骨术虽然也能增加髋臼的旋转度，但本术式手术损伤小，方法较简便。

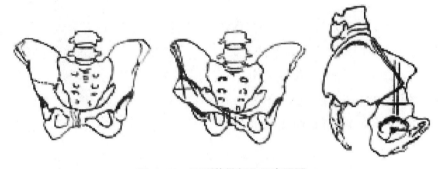

图 7-28 两处截骨部位示意图图

2. 适应症

同 Hopf 双联骨盆截骨术。

3. 禁忌症

同 Hopf 双联骨盆截骨术。

4. 术前准备

Hopf 双联骨盆截骨术。

5. 麻醉和体位

同 Hopf 双联骨盆截骨术。

6. 手术步骤

基本同 Hopf 双联骨盆截骨术。但在耻骨截骨时不用另做耻骨联合上缘横切口，在髂骨截骨所显露的切口内，将精索或圆切口韧带向外牵拉，再把附着在耻骨上缘的腹直肌、锥状肌切断，注意勿损伤精索或圆韧带。继之，游离内收长肌及股薄肌肌腱，不用

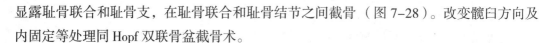

显露耻骨联合和耻骨支，在耻骨联合和耻骨结节之间截骨（图 7-28）。改变髋臼方向及内固定等处理同 Hopf 双联骨盆截骨术。

7. 术后处理

骨盆二处截骨术术后单侧髋人字石膏固定 8~10 周，待骨愈合后可扶拐下地活动，术后 6 个月可负重行走。

三、骨盆三处截骨术

（一）Steel 骨盆三处截骨术

骨盆三处截骨术系由 Steel（1973）设计的一种手术方法，用于先天性髋关节脱位的手术治疗。骨盆三处截骨系在 Salter 骨盆截骨的基础上，增加耻骨及坐骨支截骨，其主要优点同骨盆二处截骨术。

1. 适应症

（1）青少年的髋臼发育不良，在持重状态下股骨头包容不佳者。

（2）青少年髋臼发育不良和髋关节脱位，由于耻骨联合部柔软性差，如采用 Salter 骨盆截骨时，可影响对侧髋臼发育，因此，选用多处截骨方法较为有利。

（3）髋臼发育不良，髋关节不稳定且有疼痛者。

（4）不适于其他骨盆截骨方法的青少年。

2. 禁忌症

（1）由于关节软骨退行性变化，关节间隙变窄，出现关节僵直，骨关节炎者。

（2）由于骨盆三处截骨，不能扩大髋臼容量，因而不适宜股骨头增大或扁平，头臼严重失调者。

（3）麻痹性髋脱位者，如脑瘫、脑脊膜膨出者。

3. 术前准备

（1）3 岁以下的髋脱位病儿，由于软组织挛缩较轻，术前可不必牵引。

（2）股骨头脱位较高病儿。手术前可适当做患肢皮牵引，或骨牵引。牵引时间为 2~3 周。

4. 麻醉和体位

硬脊膜外腔阻滞麻醉或全身麻醉。体位选用仰卧位、患者臀部垫高 30°，骨盆三处截骨时采用截石位，并须二次皮肤消毒。

5. 手术步骤

（1）坐骨截骨

患儿取截石位，以坐骨结节为中心做长 7~9cm 的斜切口。切开皮肤及皮下组织，把臀大肌拉向外侧，找到腘绳肌在坐骨结节的止点，锐性分离半膜肌和半腱肌间隙，必要时将腘绳肌从坐骨结节处剥离，将长弯止血钳沿坐骨支下缘插入闭孔内，保护盆腔内组织，然后，用骨刀向后外侧斜行截断坐骨支，并分层缝合切口（图7-29，7-30）。

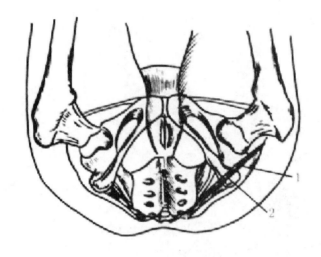

图 7-29 结石位坐骨截骨

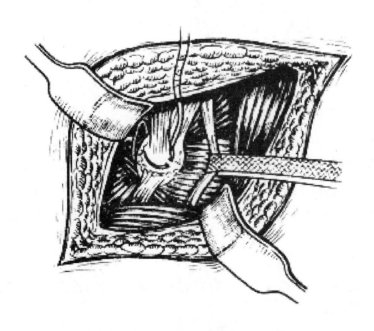

图 7-30 将剥离的腘绳肌缝于坐骨结节

（2）髂骨截骨和耻骨截骨的入路及技术操作基本与骨盆二处截骨术相同。但是，耻骨截骨部位应与坐骨截骨处于同一水平，即相当耻骨上支的中点（图7-31）。

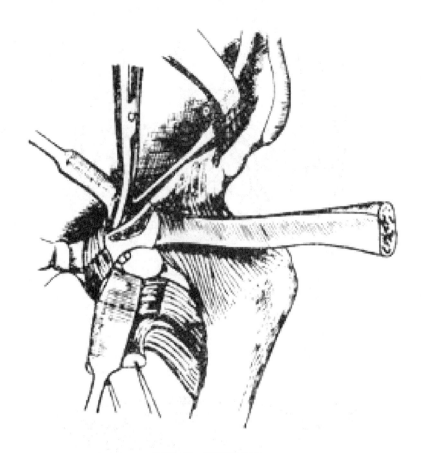

图7-31　截断耻骨支

（3）改变髋臼方向及内固定　当完成坐骨、耻骨和髂骨截骨后，用两把巾钳夹住髂骨截骨远端，使其向前、向外移位，直至股骨头得到满意的覆盖，然后，在髂前上棘处切取一楔形骨块，嵌入髂骨截骨间隙，并用2枚螺纹克氏针固定，逐层缝合闭合手术切口（图7-34）。

6．术后处理

骨盆三处截骨术术后单侧髋人字石膏固定8～10周，待骨愈合后可扶拐下地活动，术后6个月可负重行走。

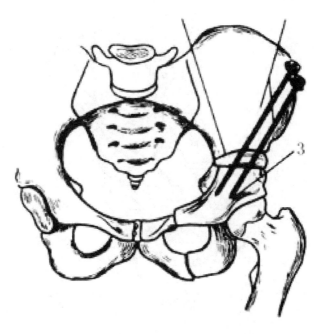

图 7-32　完成的 Steel 骨盆三处截骨

（二）Tachdjian 改良骨盆三联截骨术

Tachdjian 改良骨盆三点截骨术用于髋脱位的手术治疗。髋关节脱位或半脱位在很多病儿可引发疼痛，8 岁以上的儿童，有必要进行髂骨手术以矫正或减轻髋臼发育不良并防止脱位复发。常规有 Chiari 截骨术或改良骨盆三个平面截骨术，同时行股骨内翻反旋转截骨与内收或屈肌松解术。Pemberton 及 Salter 骨盆截骨术效果欠佳。治疗髋关节的严重病变时采用开放复位、骨盆截骨、股骨缩短及内翻反旋转截骨这种广泛的外科手术是合理的。

1．适应症

适用于 3 岁以上髋关节半脱位或脱位。

2．禁忌症

同 Steel 骨盆三处截骨术。

3．术前准备

同 Steel 骨盆三处截骨术。

4．麻醉和体位

硬脊膜外腔阻滞麻醉或全麻。患儿取仰卧位。

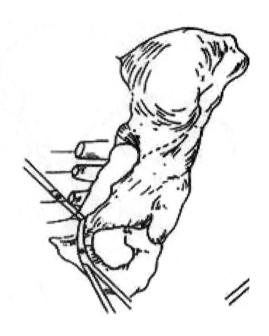

图 33　经内收肌和髂骨入路的改良骨盆三联截骨术（坐骨截骨）

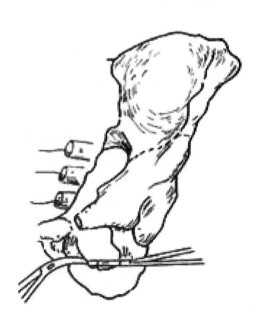

图 34　经内收肌和髂骨入路的改良骨盆三联截骨术（耻骨截骨）

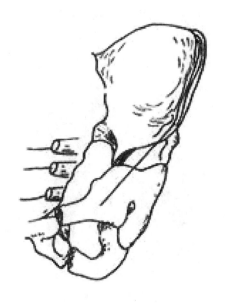

图 35 经内收肌和髂骨入路的改良骨盆三联截骨术（髂骨截骨）

5. 手术步骤

（1）行内收肌松解时通过同一切口从耻骨联合的耻骨支和坐骨支的骨膜下剥离内收肌后，用咬骨钳在靠近耻骨联合处切断耻骨支和坐骨支（图 7-35）。

（2）完成骨盆截骨同 Salter 方法，髋臼向包容股骨头的方向旋转，旋转的髋臼经髂骨穿针固定，关闭切口。

6. 术后处理

改良骨盆三点截骨术术后髋人字石膏外固定 6~8 周。

（三）Ganz 髋臼周围截骨术

历史上治疗先天性髋关节脱位的手术方法很多，有各种骨盆截骨、内移截骨、加盖术、股骨近端截骨和关节融合术等，其中重建髋臼则是一种较为理想的解决办法，其原因在于能使关节面之间更加匹配，增加股骨头的包容和覆盖率，髋臼及股骨头的应力相对更均化。

伯尔尼 Bernese 髋臼周围截骨术，也即 Ganz 髋臼周围截骨术，是重建髋臼术式中较常用的一种，最初由瑞士医生 Reinhold Ganz 和 Jeffrey Mast 于 1988 年提出，在髋臼周围进行多边形截骨，将髋臼从周围的骨盆中分离出来，截取的髋臼可以大幅度移动，使股骨头的覆盖得到较大程度的矫正，截骨面能够大区域接触有利于愈合，保持连续的骨盆后柱，提供了截骨术后的骨盆稳定，能够早期部分负重，截出的髋臼节段大，明显降低缺血性坏死发生的危险性。近年来，特别是 2006 年以后，被称为 Ganz 截骨。是治疗成人髋臼发育不良（DDH）的有效方法（图 7-36）。

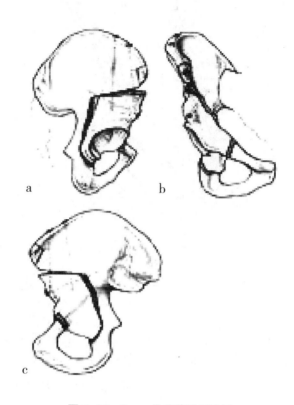

图 7-36　Ganz 骨盆截骨示意图

　　成人髋关节发育不良患者大多都是年轻人，尤其是女性患者居多，病程进展速度较快，对患者日常生活影响大，故早期发现、早期治疗尤其关键，通过改善髋臼的覆盖情况，从而延缓甚至防止其进展为髋关节骨性关节炎，提高患者生活质量。伯尔尼髋臼周围截骨术是目前治疗成人髋关节发育不良较理想的方案，通过髋臼周围截骨术来旋转髋臼，纠正髋关节的畸形，从而使股骨头能得到更佳的覆盖，减少股骨头局部的应力。

　　髋关节发育不良患者若早期不给予有效治疗，关节则长期处于高应力状态，软骨发生退行性改变，逐渐骨化变薄，使关节接触面发生异常改变，关节受力进一步增加，使松质骨骨小梁塌陷，骨质血供减少，骨坏死形成，X 线片上表现为硬化带，若硬化区为纤维组织取代则形成囊性变，进一步发展将成为继发性髋关节骨性关节炎。经 Smith-Peterson 和髂腹股沟入路髋臼周围截骨术通过调整髋臼的位置来增加股骨头的覆盖面积及包容性，缓解了关节的局部应力，使其从高应力状态转变为均衡化状态，从而起到延缓甚至防止髋关节进一步进展为骨性关节炎。

1. 髋臼周围截骨术适应症

（1）青少年或成人有临床症状的髋臼发育不良。下限年龄取决于是否进行过三联截骨。上限年龄取决于继发性骨关节炎的程度和本手术是否会带来更严重的并发症而需要全关节置换术。

（2）髋关节疼痛，经休息后不能缓解，但关节的活动度正常或基本正常；年龄应在50岁以下。

（3）X线片上Crowe I 期轻度脱位；股骨头变形不显著，外展位片髋臼与股骨头的对应关系较好；骨关节炎一期，关节间隙基本正常（年轻的骨关节炎二期病人仍可以选择这类手术）。

（4）对于症状性成人髋关节发育不良导致骨性关节炎出现，年龄尚轻，人工关节置换后期可能面临多次翻修，积极保髋治疗意义重大。

2. 髋臼周围截骨术禁忌症

（1）年纪小，髋臼骨骺尚未愈合（相对禁忌）。

（2）Crowe III、IV 期的严重半脱位与脱位。

（3）外展位X线片上股骨头变形明显，髋臼与股骨头的对应关系差，预测术后头臼对合关系仍不能达到满意。

（4）X线片上骨性关节炎较重，关节间隙狭窄，Tonnis2 期相对禁忌。Tonnis3 期患者禁忌，适合于人工关节置换。

（5）对于高龄患者术后恢复期长，效果比年轻患者差，而且高年患者接近人工关节置换术的年龄，等待人工关节手术更现实些。

3. 髋臼周围截骨术优点

（1）这一术式可较好地增加股骨头的覆盖率，改善股骨头的前、后覆盖情况。

（2）一个手术入路完成全部手术。

（3）截骨块游离度好，髋臼畸形纠正彻底，并可以防止术后股骨头中心的外移。

（4）髋臼的血供不受影响。

（5）保持骨盆后柱的完整性，不需外固定，这可使患者更早地进行功能锻炼。

（6）没有明显地改变骨盆的形状，不影响年轻女性患者的产道。

4. 髋臼周围截骨术缺点

（1）手术技术要求高，经Smith-Peterson入路进行髋臼周围截骨术时，髋臼后方的截骨是在非直视条件下通过定向骨折来完成的，截骨时不容易定位，主要凭术者的经验和感觉进行截骨。

（2）经髂腹股沟入路对术者技术要求很高，在早期往往会遇到一些较严重的并发症。

（3）旋转髋臼时旋转的方向和角度没有具体的量化标准，难以使股骨头达到最理想的覆盖。

（4）手术入路本身对臀中肌有一定的干扰。

5. 髋臼周围截骨术手术步骤

（1）皮肤切口

选择改良 S-P 切口：切口起于髂前上棘后侧 4cm 向远端斜向髌骨外侧缘到髂前上棘远端 5cm 处。髂前上棘缝匠肌止点截骨大小约 1.5x1cm 并牵向内侧（图 7-37），于髋关节囊周围分离髂关节囊肌，分离关节囊前侧和髂腰肌之间间隙，经该间隙置入 Ganz 骨刀进行截骨（图 7-38）。

（2）坐骨截骨

细长脑膜剪经髋关节囊前方和髂腰肌间隙进入撑开通道，Ganz 骨刀经通道置入并固定于坐骨髋臼下切迹处透视下调整 Ganz 骨刀位置，分两次进行截骨，首先透视下行内侧截骨，然后再行外侧截骨，调整外侧截骨是注意骨刀外侧缘与坐骨外侧皮质平齐，避免损伤坐骨神经。截骨线朝向坐骨棘方向，注意骨刀前缘距离骨盆后柱边缘一指约 1-1.5cm，从而达到保持骨盆后柱完整性（图 7-39）。

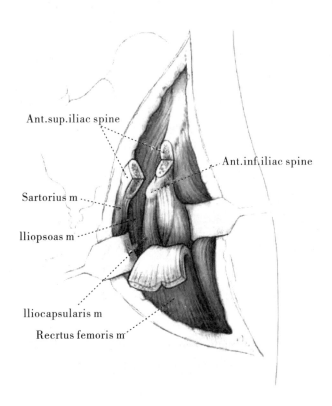

图 7-37　缝匠肌止点髂前上棘截骨

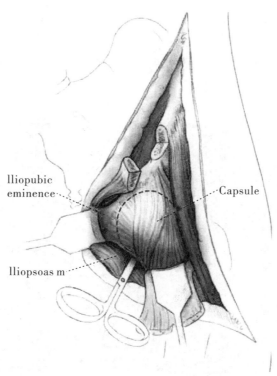

图 7-38 经髋关节囊前方和髂腰肌间隙撑开通道

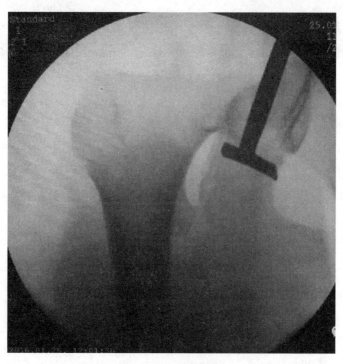

图 7-39 坐骨截骨

（3）耻骨截骨

分离耻骨上支，直视找到耻骨梳，于耻骨梳内侧约 1cm 处行耻骨支截骨。截骨时注意于截骨处上下放置两个髋臼拉钩，保护闭孔血管和神经，内侧 0.5cm 处放置一尖 Hoffman 拉钩，充分显露（图 7-40）。

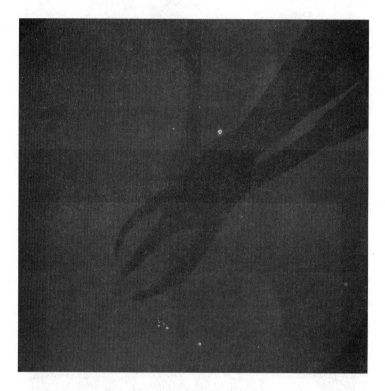

图 7-40　耻骨支截骨

（4）髂骨外侧截骨

分离髂骨内板到坐骨大切迹处，骨盆内侧分离至后柱边缘，闭孔周围组织应用弧形圆头骨刀仔细分离，于髂前上棘外侧显露部分髂骨外板，经此处放置一软组织挡板放置摆锯截骨时损伤坐骨神经。截骨线起于髂前上棘下，垂直于床面，朝向坐骨大切迹方向，止于髂耻线 1cm 处，应用摆锯进行髂骨截骨。与上述截骨线呈约 120° 角并且截骨面与髋臼内侧方形区呈 60° 角进行截骨，距离骨盆后柱边缘一指，向后与第一刀进行会师。截骨时注意保持后柱完整性，往复锯锯片避免过深（约 1cm）防止损伤坐骨神经，剩余部分应用薄骨刀完成。

（5）旋转骨块并固定

于髂前下棘处固定两枚斯氏针，手持斯氏针并用复位钳固定骨块，透视下进行旋转，根据外侧 CE 角调整外侧覆盖，同时需注意观察髋臼前后缘线，避免髋臼后倾。（对于术前 X 线提示存在髋臼后倾的患者，约 1/6 患者可能存在后倾，对于后倾旋转时需方向旋转），固定斯氏针并用复位钳把持旋转骨块，透视下旋转并克氏针临时固定（图 7-41）。确定位置良好后用长拉力螺钉固定（图 7-42）。

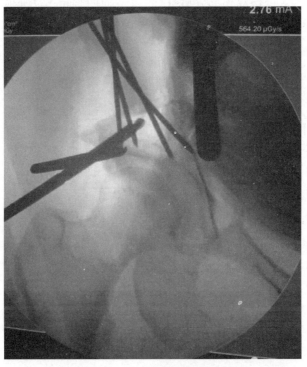

图 7-41　克氏针临时固定骨块

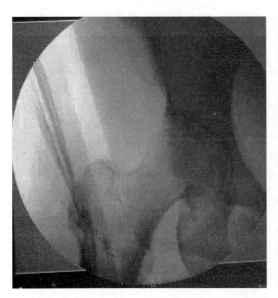 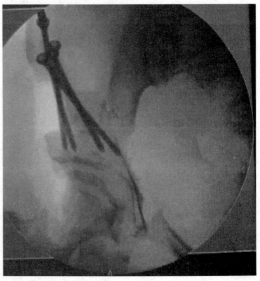

图 7-42　髋臼旋转固定术前与术后比较

6. 术后处理

术后患者应卧床 48 小时，用支具使髋关节维持中立位，并进行预防下肢血栓治疗，如使用抗栓塞袜套。，同时行抗凝治疗。术后 48 小时拔除负压引流。术后第三天，患者可在外力帮助下起床，可扶双拐部分负重行走。6 周内禁止主动屈髋、外展等髋关节主动活动，术后 12 周拍 X 线照片确认截骨处骨性愈合后，允许扶单拐行走。

7. 常见并发症

（1）截骨线进入关节内。

（2）髋臼畸形纠正不足或过度。

（3）术后股骨头半脱位。

（4）神经血管损伤：股神经损伤与再次截骨术时切口瘢痕粘连。

（5）髋臼骨坏死或股骨头骨坏死。

（6）截骨不愈合与异位骨化。

（7）骨盆环断裂。

（8）深静脉栓塞、内固定物断裂，以及截骨后股骨头与髋臼前缘撞击等合并症等。

第八章 先天性髋关节脱位股骨端的病理改变及处理

髋关节脱位后，围绕着髋关节将发生一系列的病理变化，脱位时间越长病理变化越严重。除了股骨头前倾角加大的改变外，髋臼、关节囊、股骨近端也会发生变化。髋臼、关节囊的改变在前面章节已有叙述，在复位脱位髋关节、纠正股骨头过大前倾角、紧缩关节囊的同时，对股骨近端的内、外翻畸形的改变也需要加以考虑。

如果股骨大转子尖端与股骨头中心平面间的关系发生了改变，股骨头、股骨颈及大转子的畸形可能降低股骨近端截骨术的疗效。股骨近端转子间和转子下截骨术常常用来矫正前倾角，将股骨头回纳入髋臼中，并矫正异常的颈干角。

股骨近端转子间和转子下截骨能调整大转子与股骨头中心原有高度的关系。正常情况下大转子尖端位于股骨头中心平面或者在其稍下方。外翻截骨会延长髋关节外展肌，而内翻截骨能缩短髋关节外展肌。

如果股骨头已经出现变形，或截骨导致髋关节不匹配，那么股骨近端截骨术的矫正效果可能会收到很大影响。有一些患者大转子位置异常或股骨颈畸形，可能还需要附加其他的手术。

一、股骨近端内翻截骨术

先天性髋关节脱位的患者，若未得到早期治疗，晚期围绕着髋关节将发生一系列的病理变化。如果接受治疗时股骨头仍呈球形、髋关节没有挛缩、股骨颈与大转子关系正常，内翻截骨能完全矫正股骨近端的外翻畸形。

如果股骨远端没有畸形，就在小转子平面稍上方截骨就可以同时矫正股骨的机械轴和解剖轴。如果内翻截骨在成角旋转中心的远端，截骨后股骨远段需成角以矫正外翻畸形，并向内侧移位以矫正力学轴和解剖轴。

内翻截骨能改变髋臼内的应力与肌力，对于伴有髋臼发育不良的髋关节，行股骨内翻截骨的目的是矫正股骨近端前倾角至15°同时短缩股骨干使手术复位时以降低对股骨头的压力。

1. 适应症

（1）股骨近端畸形如前倾或髋外翻导致髋关节术后关节不稳定。

（2）由于股骨前倾或髋外翻可能进一步导致的髋臼发育延迟。

2．禁忌症

（1）股骨头缺血坏死。

（2）有骨赘造成的碰撞。

3．术前准备

（1）摄前后位 X 线片，中立位、外展位判定外翻畸形的严重程度。

（2）明确股骨前倾的程度（X 线、CT、超声等）。

（3）行关节造影有助于了解是否同圆心复位。

4．手术步骤

（1）患者仰卧位，置沙袋于手术侧的身体下，抬高患侧骨盆和大腿。

（2）常规消毒患侧的下肢及髋部、会阴部。

（3）从大转子的顶点到近侧股骨干 1/3 处，作外侧直切口。切开皮下组织和阔向前侧牵开股外侧肌，显露股骨干近端。

（4）骨膜下显露转子间区域。

（5）完成截骨术后实行内固定。截骨术的最佳位置在转子间的水平，即紧贴小转子上面，髂腰肌与臀大肌的附着处（图 8-1）。将小转子前移，可降低外旋的力量，保留内旋的力量。同时，因为骨接触面广泛，容易纠正股骨近端外翻畸形并能愈合较快。术中通常选用 AO 接骨板（图 8-2）。

（6）常规缝合阔筋膜，覆盖内固定。

（7）缝合皮下组织与皮肤。

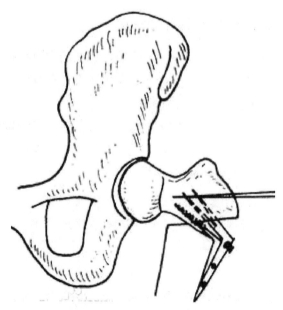

图 8-1　行股骨大小粗隆间内翻截骨

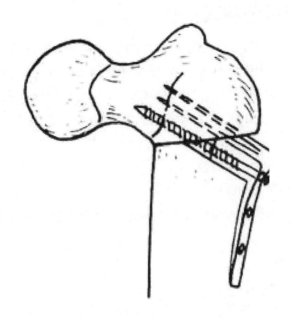

图 8-2　完成后的股骨上段内翻截骨术

5．术后护理

（1）患者两周后复查石膏护理，在第六周拍 X 线片。若截骨处愈合，就可拔出外侧的斯氏针。髋人字石膏维持固定至第 8 周。然后鼓励进行积极的锻炼和用拐杖协助走路。骨愈合后允许完全负重，这大约在 12 周后。

（2）若在髋关节开放复位时行股骨近端截骨术，则用箭人字形石膏保持髋关节的复位。若用截骨术矫正股骨近端的发育异常，且内固定牢固，则石膏固定并非必要。在股骨愈合前不能负重，大多儿童骨愈合常需 6 — 8 周。

6．可能的并发症及预防措施

（1）术后手术部位感染。术中须严格遵守无菌原则，操作细致，减少损伤，必要时应用抗生素预防感染。

（2）髋外翻角度未能矫正。术前摄前后位 X 线片，中立位、外展位判定外翻畸形的严重程度。明确股骨前倾的程度（X 线、CT、超声等）。

（3）石膏固定后，因废用性骨质疏松导致的股骨远端骨折。可行单侧髋人字石膏固定，避免应力集中在股骨下段。

（4）股骨近端骨骺滑移。术中应借助 C 臂 X 线机准确定位，剥离骨膜范围不宜过大，防止损伤股骨近端骨骺。

二、股骨近端外翻截骨术

在先天性髋关节脱位的治疗或并发症治疗中，外翻截骨术也经常被采用。

外翻截骨术已既往用于矫治髋内翻，在先天性髋关节脱位的治疗中，为使头臼中心复位和增加股骨头的覆盖面，为充分矫正内翻畸形，可采用股骨近端外翻截骨术，其目的是减少股骨头侧缘与髋臼的压力，使股骨头的内侧缘与髋臼球形匹配更好。

1．适应证

（1）先天性髋关节脱位伴有髋内翻。

（2）股骨头呈卵圆形的特殊 DDH 患儿。

（3）先天性髋关节脱位术后出现股骨头缺血性坏死所致的不可逆性髋部畸形。

2．手术步骤

（1）患者取仰卧位。

（2）常规消毒患侧下肢及髋部、会阴部。

（3）从大转子顶点沿股骨长轴向下作股外侧纵向切口。

（4）切开皮下组织和阔筋膜，在股外侧肌的起点处 T 形切开，从骨膜下将该肌与股骨剥离，显露股骨近端。

（5）从股骨侧面，转子生长板下面钻人导针，导针经过股骨颈下缘，并与其前面平行，直向股骨颈。

（6）按导针方向，用髋关节螺钉的扩孔钻扩孔，钻入股骨颈合适的髋螺钉。

（7）在螺钉下方行外翻截骨，去除一楔形骨块（图 8-3）。

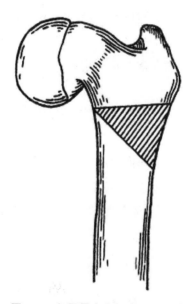

图 8-3　行股骨大小粗隆间外翻截骨

（8）将钢板与股骨颈的螺钉连接固定，持骨钳将钢板与股骨远端固定。

（9）用锁紧螺冒固定髋螺钉与接骨钢板，用螺钉将钢板与远端股骨固定（图8-4）。

（10）缝合股外侧肌、深筋膜，逐层关闭切口。

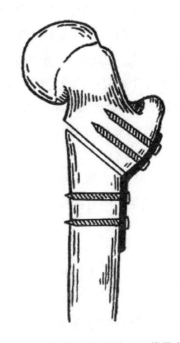

图 8-4　完成后的股骨上段外翻截骨术

3. 术后护理

一般术后 6-8 周，截骨部位可愈合牢固，此时应鼓励活动髋关节，并可以扶拐部分负重行走。如果股骨有骨质疏松或固定欠牢固，需用髋人字石膏至骨性连接。

三、股骨短缩及去旋转截骨术

股骨转子下旋转（短缩）截骨术用于先天性髋关节脱位的手术治疗。股骨转子下旋转（短缩）截骨术是一种常见手术。通过股骨旋转截骨可矫治严重股骨颈前倾畸形；先髋脱位髋关节开放复位时，如果复位困难，复位时股骨头挤压髋臼，就需要施行股骨短缩就容易使髋关节复位，也能减轻关节压力，同时矫正股骨颈前倾以使股骨头能够由髋臼更好覆盖，还可同时做楔形截骨矫正髋外翻或髋内翻畸形。所以股骨短缩及去旋转截骨常应用于治疗大龄的 DDH 儿童。许多研究表明，先天性髋关节脱位患儿在行开放复位的同时行股骨内翻、短缩截骨能有效降低股骨头缺血性坏死、再脱位或持久半脱位的的发生率。

正常新生儿股骨颈的前倾角为 30°，成年后减少至 10°。脱位或半脱位时，前倾角增大，畸形严重的晚期病人，前倾角可达 90° 左右。关于是否应对前倾角增大的病儿进行手术矫正的问题，尚有不同意见。有人提出，前倾角增大畸形是继发于脱位或半脱位，而不是原发的畸形，通常通过稳定的复位和后来的使用，将会自行矫正。在髋臼重建后给股骨头提供了更大的覆盖和髋关节的稳定性，除非畸形极其严重，均不必做股骨旋转截骨术。但一般认为，这种自发性改善在 4 岁以后已不可能。近 30 多年来，多数学者主张，当前倾角＞45° 或 60° 时，尤其在 4～6 岁以上病儿，在髋臼重建手术同时或以后进行股骨旋转截骨术，有利于中心复位、稳定髋关节和防止术后再脱位。

1932 年 Ombredanne 首先介绍股骨缩短术和切开复位联合应用治疗较大儿童髋脱位。股骨短缩后在一定程度上减少了软组织挛缩和对股骨头的压力，有利于防止股骨头缺血性坏死和术后再脱位。

旋转截骨术可在股骨转子下部或股骨髁上部进行，但多在股骨转子下部进行，如有指征，可在楔形截骨矫正髋内、外翻之同时进行股骨缩短术。手术相关解剖见下图（图3.19.5.4-1）。

1. 适应症

（1）股骨颈前倾角超过 45°～60°，需做股骨旋转截骨术。

（2）颈干角超过 140° 或＜100° 时，可同时进行楔形截骨矫正。

（3）年龄较大、脱位高、软组织挛缩重的病儿，经术前牵引、术中软组织广泛松解均不能达到无张力下复位时，应同时做股骨缩短术。

2. 禁忌症

（1）全身情况不良或手术区域有皮肤感染病灶者。

（2）无上述适应症者。

3. 术前准备

（1）股骨转子下截骨术与开放复位、髋臼重建术同时进行时，手术创伤较大，术中出血较多，术前应配血 600ml。

（2）测量股骨颈前倾角。简单易行的是 X 线透视测定法：病儿仰卧，两髋伸直，小腿悬垂于检查桌边，两膝屈曲 90°。通过膝部做一直线与地平面垂直。透视股骨颈，徐徐内旋大腿，在股骨颈的阴影最长时，测定小腿纵轴与这条垂直线的交角，即为前倾角。

4. 麻醉和体位

全身麻醉，或基础麻醉加硬膜外麻醉。

仰卧位，患侧臀部和背部垫高使身体向健侧倾斜 30°。

5. 手术步骤

（1）常规消毒患侧下肢及髋部、会阴部，消毒铺巾。

（2）自股骨大转子基底向远侧做 8cm 直切口（图 8-5）。如与开放复位、髋臼重建术同时进行，则采用髋前及股外侧联合切口（图 8-6）。

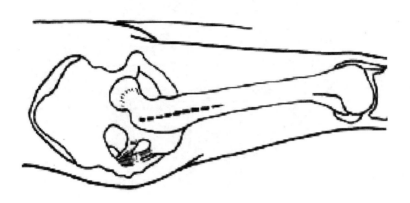

图 8-5　股骨大转子基底向远侧做 8cm 直切口

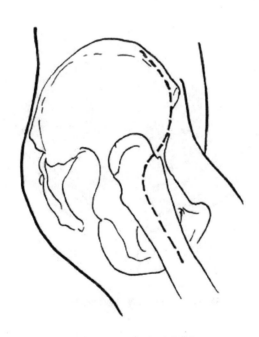

图 8-6　髋前及股外侧联合切口

（3）切开阔筋膜，显露大转子以下股骨近端（图 8-7，8-8）。

（4）切开骨膜，显露股骨近端。

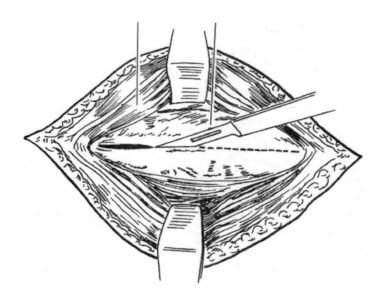

图 8-7　切开骨膜

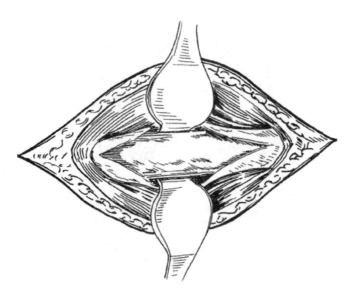

图 8-8　切开骨膜，显露股骨近端

（5）股骨转子下部旋转（短缩）截骨及内固定　用线锯、薄骨刀或气锯在转子下横行截骨。截骨后将近端骨段内旋，远端骨段外旋，矫正前倾角至 20° 左右（图 8-9）。如需同时矫正髋外翻或髋内翻，可在断端切去一个楔形骨块，矫正外翻时楔形的基底向内侧，矫正内翻时楔形的基底向外侧。楔形的角度等于要矫正的角度。一般矫正到颈干角 120° 左右。

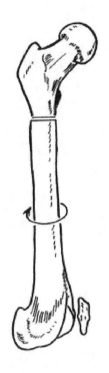

图 8-9 截骨后将远端骨段外旋

（6）用持骨钳将钢板与远端骨干固定，若有严重的软组织挛缩，经剥离松解仍不能在无张力下复位股骨头，可将远端骨段切去 1～2cm，可减少紧张度（图 8-10），以利复位。最后用四孔钢板螺丝钉固定两骨段（图 8-11）。

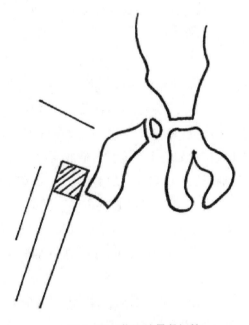

图 8-10 将远端骨段短缩

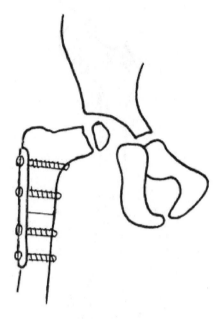

图 8-11 四孔钢板螺丝钉固定两骨段

（7）截骨后近段较短，切骨后不易控制。对上内固定和掌握好方向等操作甚为不便。在用线锯或气锯锯断之前，可先在大转子基部及股骨外侧用骨刀凿一小槽作为标记，将患肢内旋使头、臼保持中心复位，用一克氏针从大转子、股骨颈、头穿入髋臼临时保持对位，四孔钢板正对外侧标记的小槽，先用 2 枚螺丝钉将上面 2 个孔固定在近端骨段，横行切骨后，外旋远侧骨段直至髌骨朝前时，再用 2 枚螺丝钉固定远端骨段。股骨外侧的远段小槽标记的外旋距离亦有助于判断前倾角矫正程度。

（8）冲洗伤口，止血，分层缝合伤口。

6．术中注意要点

（1）应根据术前的股骨颈前倾角测定和术中的仔细观察，决定前倾角的大小。如前倾角＞45°～60°，术中见股骨头复位后患肢取内旋位时才能中心复位稳定髋关节者，应做股骨旋转截骨术。纠正前倾角应掌握恰当，一般在矫正后应保留15°～20° 前倾角。如矫正不够，仍可向前脱位；如矫正过度，可造成后倾，将发生后脱位。术中使股骨头中心复位后，用克氏针通过股骨大转子、股骨颈、头及髋臼保持上述位置，截骨后将远端外旋至髌骨朝上的位置时，固定远端骨段的方法，简单、实用、可靠。

（2）术中剥离、松解妨碍复位的挛缩软组织后，股骨头仍不能在无张力下复位时，应行股骨缩短术。不得在有张力情况下强行复位，以免发生股骨头无菌坏死及关节强直。

7．术后处理

（1）待 X 线检查证实截骨处的植骨愈合后，才允许负重行走。

（2）术后 1 年可取出钢板螺丝钉。

第九章　髋臼严重发育不良及手术失败病例的处理方法

一、Chiari 骨盆内移截骨术

1950 年 Chiari 设计了一种骨盆内移截骨以治疗残存的半脱位。这个设计的基本想法是只通过骨盆的内移，而不需要植骨，在完整的髋关节上方构建一个骨性的顶部支撑，将关节囊置于股骨头和顶部负重面之间。起初认为 Chiari 截骨只在儿童有效，但是这种技术最近用于严重的发育不良不能进行重建手术的患者，以及股骨头外移和有假臼的严重的髋关节发育不良患者。需要注意的是，对于未育的女性病人，这种截骨使骨盆变形，可能使经阴道分娩困难而必须行剖宫产。

1. 适应症

（1）不能行重建手术的各型先天性的髋关节半脱位。

（2）大龄儿童（7 岁以上）先天性髋关节脱位及成年人脱位。

（3）未经治疗的先天性发育不良或以往保守治疗残余的股骨头外移。

（4）关节不匹配无法行髋臼成形术。

（5）无法复位的向外的髋关节半脱位。

（6）髋关节疼痛性关节炎。

（7）关节不稳（股骨前倾或外翻）。

（8）巨髋症，股骨头覆盖少于 30%。

（9）髋关节发育不良合并骨性关节炎。

（10）麻痹的或痉挛的髋关节瘫痪并发脱位。

2. 禁忌证

（1）严重的骨性关节炎。

（2）可以复位的外侧半脱位（考虑重建手术）。

（3）关节僵硬。

（4）浅髋臼（考虑重建手术）。

3. 手术的优点

（1）新的髋臼增大的容积。

（2）使髋关节内移。

（3）增加了股骨头的负重面。

（4）属于关节外的手术。

（5）不干扰髋臼顶部。

（6）缩短了髋外展肌杠杆系统的内侧臂，减轻了股骨头的负荷。

（7）形成了一个坚固的、加深的、活的骨性髋臼顶。

4．手术的缺点

（1）股骨头由纤维软骨覆盖。

（2）手术后骨盆的变窄可能影响经阴道分娩（双侧手术更是如此）。

（3）可能产生下肢缩短。

（4）可能并发坐骨神经麻痹。

（5）可能出现关节僵直。

（7）关节屈曲畸形（直线截骨会引起截骨远侧向后滑移）。

（8）髂前上嵴突出（由直线截骨造成）。

（9）对侧髋关节可能发生生物力学方面的不利影响。

（10）如果移位矫正过多，可能在截骨段与坐骨之间出现缺损。

5．手术步骤

（1）术前准备、麻醉。同髋臼成形术。

（2）将患者安置于骨科牵引床上，患肢轻度外展外旋。备皮、消毒、铺手术单。

（3）切口、显露　见髋关节前外侧显露途径（见髋关节显露途径），建议对体型较大或肥胖的患者使用髂股人路（Smith–Petersen 入路）。但髂骨在骨膜下显露不宜过多，否则影响效果。仅显露髋臼上方到坐骨切迹之间的一长条髂骨内外侧面，正好能插入坐骨切迹前后各一把狭长拉勾即可。

（4）将缝匠肌向内牵开，将阔筋膜张肌向外牵开扩大肌间隙。可以将缝匠肌从髂前上棘分离。断端用缝线标记，为以后缝回和有助于向远端和内侧牵开。

（5）分离，保护，牵开股外侧皮神经

（6）用刀纵向劈开髂骨骺板，骨膜下显露髂骨的内外板，向下直达坐骨大切迹。

（7）从髂骨的外板和股直肌及其返折头部剥离并提起关节囊。关节囊通常增厚粘连，应小心避免切开或损伤间置所保留的关节囊

（8）切骨　用窄的骨刀在股直肌返折头与关节囊附着处之间紧贴关节囊上缘切断髂骨。切骨方向应由外下向内上方倾斜，倾斜角度为 15° ~ 20°。由髂骨外板深达内板切骨。切骨线前自髂前下棘，弧形向后至坐骨切迹（图 9-1，9-2）。

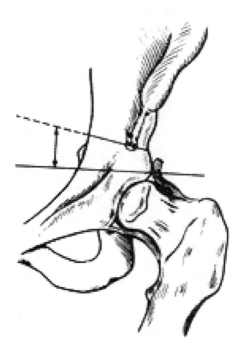

图 9-1 截骨线向内上方倾斜 15°

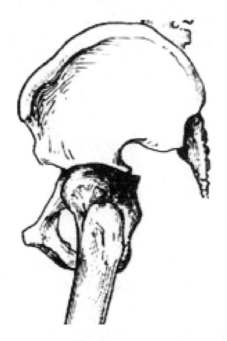

图 9-2 切骨的前后线最好成一弧形

（9）切骨远端骨内移　切骨后，将下肢外展，向内上方加压，使髋臼、关节囊均随髂骨远切端向内侧移位。内移 1～1.5cm 左右，相当于切骨面的 50%～60%，使近侧端切骨面恰好成为关节囊顶部，形成新的臼顶（图 9-3），其外缘正好覆盖到股骨头外缘，用克氏针两枚固定切骨断端接触面。如髂骨较薄，在内移后切骨近侧端骨面不足以形成臼顶时，则需在髂骨上另取植骨块，插入二断端间，形成新的臼盖，用克氏针内固定。

（10）修整关节囊　将增厚的关节囊壁削薄，多余关节囊壁作部分切除后缝合，或重叠缝合。缝合后的关节囊应保持有一定张力，不能松弛，以免造成局部缺陷。

（11）缝合　伤口冲洗吸净，以 1：1000 新洁而灭液浸泡切口 5 分钟，再用生理盐水冲洗吸净，用 14 号导尿管置于切口内，另作皮肤小切口引到皮外作负压吸引。逐层缝合切口。下肢牵引针固定在石膏上。

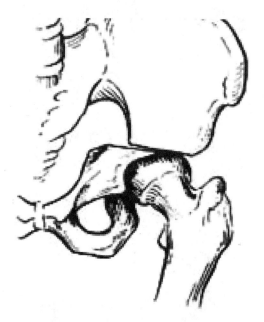

图 9-3　髂骨远切端向内侧移位

6. 术中注意事项

（1）切骨面水平必须在股直肌反折头与关节囊附着处之间进行。如切骨面水平高，可致臼顶不规则呈台阶状。过低则截骨线可进入臼内，造成髋臼骨折。

（2）切骨的前后线最好成一弧形，不要成直线，防止切骨断端前后移位。

（3）截骨方向应由外下向内上，倾斜度保持 15°～20°。若超过 20° 易损伤骶髂关节。如果截骨向内下倾斜，骨盆内侧的移位会受到阻挡，并且股骨头不能得到有效的支撑。对大多数病例，理想截骨线应该是水平或轻度向上的。

（4）截骨平面不恰当：如果过高，则不能提供良好的覆盖，并可出现骨的吸收；如果过低，可能损伤间置的关节囊。

（5）摄前后位 X 线片评估股骨头的覆盖情况，远截骨块有无移位和钢针的位置。骨盆内移的范围应该充分，以达到对股骨头的覆盖和支撑。如果不能达到这个目标，在股骨头过小的接触面所产生的压力一定会引起骨性关节炎。当截骨移位不能充分覆盖股骨头的时候，可在截骨处增加植骨块。

（6）术中确定髋臼上缘有困难时，可切开关节囊探查，亦可术中拍片定位，有条件时可在电视 X 光机透视下术中定位。

7．术后处理

术后用髋人字石膏固定。患肢保持伸直和外展 20°～30° 位。建议应用抗生素和预防血栓栓塞的药物。期间鼓励自主活动。2 周以后可扶拐行走，12 周后负重。

8．手术并发症

（1）髂骨的青枝骨折。

（2）骨盆移位不充分（不足或过大）。

（3）截骨位置过低。

（4）感染。

（5）坐骨神经麻痹。

（6）股神经麻痹。

（7）大腿皮肤的麻木。

（8）髋关节脱位。

（9）下肢深静脉血栓形成。

（10）术后髋关节僵硬。

二、Stahali 髋臼开槽扩大术

髋臼开槽扩大是一种加盖手术，是对髋臼浅而小，其前、上、后缘不能覆盖股骨头的先天性髋关节脱位的有效手术。手术是以人工方法在髋臼上半圆部分植骨以加宽、加深髋臼，稳定关节。目的是增加髋关节的负重区域和稳定性。Stahali 发明的这种方法是一种简单的增加髋臼弧形延伸的方法。这种方法可以很容易很准确地控制髋臼延伸的大小和方位。

1．适应症

（1）1.4～5 岁以内的病儿经手法复位失败者，或不适宜于非手术疗法的 5～9 岁病儿，不能通过改向的骨盆截骨矫正的髋臼缺陷。均可行髋关节切开复位术。年龄大、病理改变重者需辅以其他手术。

（2）髋臼、股骨头相称，但臼较浅，髋臼角在 45° 以内的病儿，可在切开复位的同时施行髋骨放置切骨术；如髋臼角大于 45°，应施行髋臼成形术。

（3）髋臼小而浅，不能容纳股骨头，应在切开复位的同时施行髋臼加盖术；年龄较大，股骨头脱位已不可能切开复位，假臼平浅，关节又很不稳定者，可考虑原地假臼加盖术，以改善功能。

（4）股骨颈前倾角超过 45°或颈干角在 140°以上者（正常前倾角为 15°，颈干角为 120°～130°），应在髋关节切开复位的同时或二期手术行股骨旋转切骨术或内收切骨术。

（5）成年先天性髋关节半脱位的病人；男性儿少年先天性髋关节脱位不适宜施行骨盆旋转切骨、髋臼成形或加盖术者，可行骨盆内移切骨术（Chiari 手术）。

（6）15 岁以上的病人不宜施行以上各种手术时，对严重畸形、关节不稳定、负重线不佳而引起髋关节或腰背部疼痛的病人，可考虑做改善负重线和稳定性手术（如股骨转子下切骨术或髋关节融合术等）。

2. 禁忌症

（1）需要切开复位和增加稳定的髋关节。

（2）臼发育不良但仍保持球形匹配，适合进行髋臼调整方向的截骨术。

3. 术前准备

（1）准备消毒的骨牵引针、弓、绳备术中牵引用。应在骨科手术床上手术，准备会阴立柱和足牵引架。对髋臼过浅过小需加盖较大者，应先作胫骨粗隆部穿针作骨牵引，会阴部立柱为反牵引，使股骨头下降并维持在最佳平面，必要时摄片证实。对成人脱位已不可复位者，术前应先牵引松解软组织。切开显露后，术中牵引，直视下将股骨头牵引到并维持在最低平面。在股骨头与髂骨外面之间分离直至接触点

（2）术中须摄 X 线片。

（3）骨盆站立正位片上确定 CE 角的大小

（4）在站立正位片上，先在发育不良的髋关节上划出一个大约 35"的正常的 CE 角计算出需要额外延伸的髋臼的宽度。在真正的 CE 角与应有的 CE 角之间的差异就是需要覆盖股骨头而扩大的髋臼的宽度。

4. 手术步骤

（1）麻醉全麻、或基础麻醉加骶管麻醉、硬膜外麻醉。

（2）患者半俯卧位于手术台。

（3）下肢术野常规消毒皮肤。

（4）在髂嵴下方与髂嵴平行切口。

（5）通过标准的 S-P 切口显露髋关节。

（6）从前方切断股直肌的返折头并向后牵开。

（7）切开复位后，将上方多余的关节囊切除，但需保留臼缘外 1 ~ 1.5cm 宽的关节囊以覆盖股骨头，将这一部分关节囊修薄成 2mm 后缝合（太厚会使植骨与股骨头间间隙太宽，容易发生脱位）。

（8）在选定一区域钻人一克氏针，摄前后位的 X 线片确定位置的准确性。

（9）用钻头在髋臼的边缘打系列孔洞。用一个小咬骨钳修成一个宽 5mm，深 10mm 的骨槽。槽的长度根据髋臼覆盖的所需而定。如果股骨头前倾，骨槽应该向前延伸；如果髋臼的后缘发育缺陷，骨槽应该向后延伸（图 9-4）。

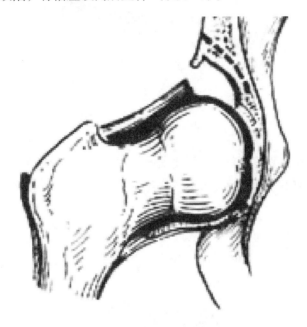

图 9-4　凿开髋臼上方骨质

（10）骨槽必须正好位于髋臼的边缘。Staheli 认为这一步是本手术最关键的步骤，并建议用探针探测髋臼的边缘。

（11）从髂骨的外板取皮质骨包括松质骨骨条。这些骨条应该尽量长一些，从髂嵴一直到骨槽的上缘。

（12）测量骨槽的深度并按术前 X 线片上确定的需要增加其宽度。

（13）选取 1mm 高，1cm 宽并具有适当长度松质骨的骨条，将它们放射状排列于骨槽。使骨条的凹面向下从而产生一个匹配延伸的髋臼。

（14）再将长的松质骨条与髋臼边缘平行放置，形成第二层。选择厚一些的骨条（2mm）来做这一层，特别是最外面的部分。以便形成一个轮廓分明的扩大的髋臼外缘。如不稳定即用克氏钢针内固定，最后摄 X 片证实加盖满意，髋臼角缩小至正常为止。如 X 片显示不满意处，应即予调整，直至满意（图 9-5）。

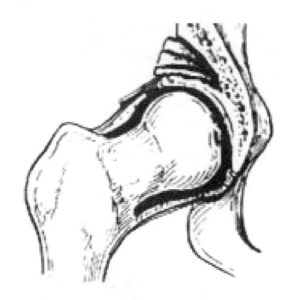

图 9-5　开槽后楔形植骨

（15）为避免髋关节前屈受限，不要向前方过多扩大髋臼。

（16）将骨直肌的返折头重新固定于原来的起点，覆盖两层骨条并使它们得到固定。如果无法用股直肌瓣，可用前面描述的关节囊瓣。骨直肌的返折头和关节囊瓣将与移植骨盖融为一体（图 9-6）。

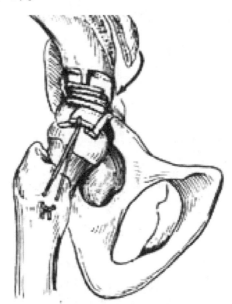

图 9-6　完成后髋臼加盖术

（17）将剩下的骨条剪成小块，放在第一层的上方。

（18）缝合外展肌群。

（19）拍前后位的 x 线片确定加盖的位置和宽度。

（20）单侧髋人字石膏固定髋于外展 15° 屈曲 20° ，旋转中立位。

5．手术后处理

石膏固定 6 周。加固植骨的钢针内固定于术后 3 周拔除。去除石膏后扶拐患侧部分负重（1/5 体重）行走直到加盖骨愈合。手术后患者用单侧或一侧半髋人字石膏固定 6 周，接着扶拐行走 6 — 8 周。定期复查 X 线以确定停止使用拐杖的时间，一般是在手术后 3—4 个月。

6．术中注意事项

（1）裂隙中的楔形植骨块应嵌紧，不稳定者应用克氏针或其他内固定物固定牢靠，以防止植骨脱落而影响骨瓣下翻覆盖的位置。

（2）加盖时，应牵引和维持股骨头在最佳位置和平面，只有术中骨牵引才能达到目的。这一措施十分重要，可预防加盖位置过高和预防术后股骨头上移，以致加盖移位而失效。为此，术中必须持续而稳定地骨牵引，直至半人字石膏固定好牵引针后才能撤除牵引弓及牵引力。

（3）不能复位的髋脱位，加盖的位置要适当，过高不能有效地发挥作用，过低会影响关节活动和股骨头血运，应根据软组织挛缩松解后牵引而达到的位置来判定。

（4）加盖的大小应以能稳定住股骨头而不会脱位为准，太小不起作用。对不能复位的病人加盖必须特别坚固，才能起到支持作用。

三、圆顶式骨盆截骨术

1958 年 Kawamura 对 Chiari 截骨术作了改良，方法是作一圆顶状截骨以覆盖和支撑股骨头从而改善髋关节发育不良的后果。圆顶或截骨的造型是为了适应股骨头的形状。手术采用骨盆外侧入路，先行大转子截骨术以利显露髂骨的外侧壁，并用特制的摆锯截骨。此入路也可用于股骨近端外翻或内翻截骨术以及大转子外下移位术。

1．适应症

与 Chiari 截骨术相同。

2．禁忌症

与 Chiari 截骨术相同。

3．手术优点

（1）手术中构建了一个牢固的不会吸收的臼顶。

（2）关节因臀中肌调整到垂直方向，改善了外展的杠杆力臂从而恢复其正常生物力学状态。

（3）新构建的髋关节因股骨头内移而减轻了负荷。

4．手术缺点

（1）术后骨盆变窄。

（2）覆盖股骨头的是纤维软骨。

（3）有损伤坐骨神经的危险。

5．操作步骤

（1）患者在手术台上取侧卧位，患髋在上。

（2）自髂前上嵴到大转子行下后方皮肤切口，向后到达坐骨大切迹水平。

（3）沿皮肤切口切开皮下组织和深筋膜。

（4）在臀中肌和阔肌膜张肌之间钝剥离。

（5）自内收肌结节处剥下股外侧肌并向上自股骨干的骨膜下剥离。

（6）在透视下用克氏针在大转子截骨部标定好高度。

（7）用摆锯从上内方行大转子截骨。

（8）将大转子连同附着的肌肉一起向上翻转，显露髋关节囊的上方和邻近的髂骨。

（9）从髂臼上显露、剥下并切除股直肌的返折头。

（10）沿髋臼缘切开骨膜，直达髋臼缘，显露坐骨切迹丛。

（11）剥离髂骨内板的骨膜。

（12）自髂前上嵴到髂耻隆突分离骨膜。

（13）从髂骨的外侧和内侧的骨膜下置入牵开器，以保护大血管和坐骨神经不受损伤。

（14）靠近关节囊上方定好截骨平面，用克氏针作标记。

（15）从髂骨外侧壁作多个钻孔以描出圆顶形截骨线，并使之与股骨头外形一致。

（16）用窄骨刀沿钻孔连线完成截骨。

（17）外展髋关节，将股骨向内推以使髂骨的远段移向内侧。

（18）向远端牵拉患肢以使股骨头与新的髋臼顶之间的距离增宽。

（19）髋臼顶面应修成圆顶形，并要用锉刀使之光滑，避免形成粗糙面，从而防止发生骨性关节炎。

（20）用两枚有螺纹的斯氏针或松质骨螺钉固定远近两截骨段，拍前后位 x 线照片以确定股骨头的覆盖和骨的位置情况。

（21）用两枚螺钉将大转子安放并固定在合适位置上，检查臀中肌肌力，确保臀中肌肌张力适中。

（22）常规冲洗后，缝合伤口。

6．术后护理

术后护理与 Chiari 截骨术后相同。患髋用髋人字石膏固定于 20° 屈曲和 30° 外展位共 3 周。术后 6 周可借双拐部分负重行走，12 周时可完全负重。

第十章 先天性髋关节脱位治疗的并发症

先天性髋关节脱位治疗后的并发症主要有股骨头坏死，术后再脱位、关节僵硬、感染等。近年来随着研究的逐渐深入，对先天性髋关节脱位病理变化的认识，先天性髋关节脱位的治疗取得了很大的进步，并发症发生率有所降低，但是始终无法完全避免其发生，并发症一旦发生，多需再次治疗，不仅给患者带来巨大的痛苦和经济损失，也往往影响患者的关节功能，所以对先天性髋关节脱位治疗后并发症的研究需引起高度重视。

一、股骨头缺血坏死

股骨头坏死是治疗先天性髋关节脱位的严重并发症，这种并发症是由于股骨头骺血管受损害所致。这种血管损害可涉及股骨头和骨骺两者，也可涉及其一，如损害仅限于第二骨化中心，其变化则为可逆的，有部分或全部的生长障碍；如损害发生在骺外侧，可发生进行性头外翻成角、颈缩短；如损害发生在中心，则会发生颈明显缩短，但很少有颈干角的变化，如损害发生在整个头骺及干骺部，则会发生不可逆变化，导致头、颈部广泛病变。髋臼由于血管化受到损害，或畸形的股骨头对髋臼缺乏适当生物力学刺激，以至发生髋臼的广泛病变与畸形。

关于先天性髋脱位治疗后的股骨头骺缺血性坏死的发生率，各家报告由于治疗手段不同而不同，但总的看，非手术疗法较手术疗法的坏死发生率低，尤其在术前或复位前有两周以上的牵引者，坏死发生率最低。

（一）病因及其有关因素

1. 病因

引起血管损害的原因，是由于强行复位后旋股内侧动脉损伤，以及关节内压力过高。当髋关节被固定于过度屈曲外展位或过度内旋位时，而髂腰肌、内收肌和耻骨肌存有挛缩，旋股内侧动脉很易被挤压在髂腰肌腱和内收肌、耻骨肌之间而阻断血运。如再极度外展时，旋股内侧动脉可被挤压于髂腰肌腱与耻骨臼缘之间；当屈曲外展位时，也能将旋股内侧动脉挤压于髂腰肌与股骨颈之间，因此，极度屈曲外展位是招致先天性髋脱位复位后股骨头坏死的原因之一。

当复位后髋关节保持外展和内旋位时，关节内压增高，引起静脉返流障碍，致股骨头骺静脉郁滞，输入血量减少，甚而血流中断而发生缺血坏死。

2．有关因素

（1）年龄。开始治疗时的年龄，与发生坏死的程度和类型有关。许多资料表明，重度头坏死易发生于新生儿至 6 个月以下婴儿，因这年龄组的股骨头对缺血最脆弱。但由于其修复力很强，塑形力也强，故残留的后遗症较少。其修复能力随着年龄增长而减弱，坏死率与年龄成正比。3 个月以内的新生儿约 90% 能够恢复；大于 2 岁其恢复率竟可降为 20%～30%；6 个月以前小儿的股骨头臼之间处于不稳定状态，新生儿髋臼前倾角小，股骨颈前倾角大（与成人不同），这样易因不稳定状态而使局部的血供遭到损害而缺血。

（2）与复位前的初期牵引有关。临床资料表明，复位前行平均 3 周的骨牵引（1 周～2 个月），其坏死率明显下降。Kalamehi（1980）用初期骨牵引的 50 个髋，与无骨牵引的 58 个髋相比，其坏死率在第Ⅲ、Ⅳ型坏死有明显下降，用牵引者发生Ⅲ型坏死 5 例，Ⅳ型坏死 2 例（14%）；而无牵引者Ⅲ型坏死 12 例，Ⅳ型坏死 12 例（41.4%）；上海医院统计术前牵引少于 2 周者，坏死率为 39%，2 周以上牵引者，坏死率为 17.2%；而早先未曾作过牵引者，坏死率竟达 55%。Grego 和 Schwartzmann 术前用骨牵引，没有一例坏死发生。如在初期牵引有困难，可配合内收肌腱切断，或髂腰肌腱切断，或臀中肌止点松解下移，其坏死率还可下降。Salter 由于作了内收肌腱切断加骨牵引，其坏死率由 30% 下降为 5%。此外，骨牵引不仅可减少头坏死率，也使髋臼三角软骨的坏死率降低，从而也减少了严重的生长障碍和畸形发生。

（3）脱位髋关节复位后股骨头压力增高，导致股骨头压力性坏死。当复位后髋关节保持外展和内旋位时，关节内压增高，引起静脉返流障碍，致股骨头骺静脉郁滞，输入血量减少，甚而血流中断而发生缺血坏死。股骨头的压力情况与手术手术前期的牵引、手术过程的麻醉选择、手术时复位的技巧、以及术中适当的松解、术后固定的选择等等相关，例如选择适当的麻醉可以使肌肉松弛，避免血管或关节软骨损伤，同时也利于在轻柔手法下复位成功；复位时使用麻醉。在麻醉后复位比不使用麻醉复位其坏死率明显下降。Kalamchi 等通常在麻醉下进行复位，有 52 个髋用全麻，55 个髋不用，结果前者发生第Ⅳ型坏死率为 7．6%，而后者发生第Ⅳ型坏死率为 18%。使用麻醉主要是使肌肉松弛，避免血管或关节软骨损伤，同时也利用在轻柔手法下复位成功。牵引下复位也能避免滑入复位导致的软骨受损；采用改良固定防止髋关节过度限制活动等等均有利于减少股骨头压力。然而在手术时评估股骨头压力的程度是很困难的，这需要医生对此有丰富的经验做出判断。

（4）复位后的制动。医生手术时将脱位股骨头纳入髋臼，术后并用蛙式石膏固定髋关节于过度外展位（大于 65°）是股骨头坏死的最常见原因。当髋关节被固定于过度屈曲外展位或过度内旋位时，而内收肌和耻骨肌、髂腰肌存有挛缩，旋股内侧动脉很易被挤压在髂腰肌腱和内收肌、耻骨肌之间而阻断血运。如再极度外展时，旋股内侧动脉可被挤压于肌腱与耻骨臼缘之间；当屈曲外展位时，也能将旋股内侧动脉挤压于髂腰肌与股骨颈之间。Ogden 曾指出旋股内侧动脉的外骺支，可在髋臼上侧或后侧干骺间沟内受压而阻断血运，如果髋关节过度外展，内收肌群、耻骨肌、髂腰肌之间的旋骨内侧动脉受压，从而导致股骨头缺血，时间一长就出现不可逆转的股骨头缺血坏死。

（5）支架的使用。在 1 岁内小儿常使用各种外展支架，如 Frejka，Pillow 夹板，Pavlik 挽具等，具有持续牵引作用，且患髋在一定范围内活动，但不能完全避免缺血坏死。目前国内使用的连衣挽具，对 1 岁内小儿复位后降低坏死率有一定作用。对经过初期治疗后有坏死征象者，可改用外展支架，除进一步保证其稳定性外，又可促进髋臼发育。一般使用外展支架平均 18 个月。

（6）开放复位。不适当的手术操作，会破坏股骨头的血运，手术切口伤害了股骨头的供应血管，导致远期股骨头缺血坏死。手术切口不同程度都会影响破坏部分血管，不适当的手术操作，会破坏股骨头的血运，不同的手术切口对股骨头及周围的血供情况影响不同，不同的手术切口导致股骨头坏死的发生率也不同，总体介于 12%—60% 之间，采用后侧入路时很易损伤主要的外骺动脉，相较采用前侧入路更容易发生股骨头坏死。如果操作失误，则导致股骨头坏死发生率还会增高。

（二）股骨头骺发育与血管变化的关系

根据现代解剖学的研究，发现股骨近端的正常发育与其血供有着生死攸关的重要关系。与长管状骨的发育相比，股骨近端显示出明显的模塑性。由最初单独的股骨近侧骨骺发育成股骨头、颈、骺板和干骺端内侧部。其生长发育应包括四种因素：软骨骨骺间质组织的扩展；软骨骨骺向骨化骨骺的转变；骺板纵向的生长和骺板横向（增粗）的生长。后者包括两个在骺板周围的边缘的同步生长。股骨头和颈是靠独特的纵向与横向生长模造来发育的。当以上四种因素中的任何一种受到损害时，都会导致畸形。最可能都受累，但程度上可有不同。出生时，股骨近端膨大，股骨头和颈为软骨性骨骺完整地连在一起。一个单一的横向骺板，紧靠小粗隆以上。当幼儿 4～6 个月时，骺板迅速地在内、外和中心不同区．以高度不同为特征，形成一组三角形之外形，三个相对分离而在功能上又结合在一起的骺板生长带。股骨头骺，大粗隆骨骺和演化股骨颈的骺板内骨骺，变得更加明显。随着骺板的变化，在股骨头软骨骨骺内中央细胞，在广泛的软骨管内（血管网）发生过度萎缩，微血管网的功能丧失，软骨的转变被阻滞和吸收，此时最易发生缺血性坏死。血管决定了小儿股骨近端形态学上的变化。当出生后 6 个月时，血液从两个途径供应股骨近端软骨骨骺中，旋股内侧动脉（内环动脉）供应骺板和干骺内侧、后侧的大部分（即股骨头区），而旋股外侧动脉（外环动脉）最初供应到骨骺、骺板和干骺外侧、前侧部，即大粗隆区。股骨头韧带动脉（圆韧带动脉）只供应股骨头附着点周围之小部分。两个主要动脉系统的分支进入骺软骨内之后，并不相互沟通，因均为末梢动脉系统，所以至少在第二骨化中心形成前的早期，在股骨近端软骨骨骺内已出现侧枝循环，既便是极少。生后6～12个月时，由于骺区内侧和中央侧生长率相对迅速，在股骨头下方内侧骺板出现了角度。以此为股骨颈的发育基准，结果使股骨颈在解剖上就形成了明显的实体。整个股骨颈膨大取决于股骨头骺板最初纵向发育生长的条件。由于股骨颈膨大，同样地骺板被间质细胞分裂所扩展，股骨颈上、后侧骺板增加宽度和保持宽度，同时，干骺端沿其内缘进行再塑造。这些极其复杂的变化，需要有足够的血运供应，包括动脉的和静脉的血供。正常细胞的机能受到损害，则易使最原始的股骨颈成形瓦解，结果使骺板成为一个易位的结构。当6～12个月时，股骨近端的血供也出现连续的演变。外旋动脉最初向前供应囊内干骺和囊外大粗隆，而内旋动脉经过后上支和后内支，主要供应股骨头骺和骺板，与骺内骺板一样，少数几支从内后系统供应于骺内侧，另有几支后上血管进入骺内区，也供应干骺区。过几年后，后上支成为囊内供应支。了解形态学上的解剖结构和股骨近端血管的生长发育，可因对股骨近端各种动脉进行选择性阻断，就可能出现解剖上的畸形。

无论是急性的、短暂的或慢性的供血不良，在骨骼内均有随着血管再生而导致X线上的变化。在前骨化中心内，类骨组织沉积之前缺血，将引起第二骨化中心延迟出现。如缺血发生在已发育的骨化中心，将会引起骨小梁内骨细胞死亡。随着血管再生，非细胞组成的骨小梁发生模造和替换，则是易被机械所伤害的时期，这些组织学上的变化，显示到X线学上就成为致密度增高现象，破碎和再骨化。每个变化均取决于最早血管损伤的类型。生长骺板最早是被一个或多个发育着的骨化中心，分出的软骨小管系统所供应。生长骺板的局部缺血，有自细胞浸润和细胞分裂减少或实际上的细胞坏死。由于相邻的骺板在有生命活力的部分，能继续向纵向生长，而无生命活力或活力低下的部分，就"落在后面"。骺板间质的扩张填满了裂隙，这些软骨岛仍留在干骺中，尽管它们与某些骺板连在一起，它们在X线学上仍形成透光区。在Ⅰ型病变中在股骨头外侧可见到这种特殊的影像。由于生长率和软骨～骨化成熟的速度不同，软骨的伸展有可能随骨骺和干骺间再度出现成熟的骨桥，最后的结局是骨骺闭合。更为严重的血管损害，能导致更加广泛的组织学和放射线学上的变化，缺血骨骺的再骨化，或原始骨化都可能有严重的延迟，且往往发生的不完全。生长细胞柱被广泛的破坏，增加了骨骺过早闭合的机会。Ⅲ型的早期闭合比Ⅱ型或Ⅳ型还要早。Ⅰ型则随着时间顺序，出现与病理学相符合的骨骺闭合。

过去对缺血坏死的发病机制上，多强调为动脉供血不足或缺乏，忽视了伴随的静脉系统潜在的作用方面。Surano等指出，Perthes病是在早期和碎裂期静脉回流受阻，但在恢复期又恢复正常。在退行性变中，由于静脉压升高，累及为骨内压升高，虽范围较小，包括软骨骨骺在内的软骨内压力。骨内压力取决于输出静脉比输入动脉的压力更大。当静脉或骨内压力增高时，可使股骨头血供减少。因此在先天性髋脱位的缺血坏死中是一种因素。骨和透明软骨在生长过程中，对血管压具有各种不同的敏感反应 -- 组织内间隙灌注压力 -- 氧张力的变化。在软骨向骨化中心或生长板向骨的转化中，股骨头中关键部分灌注动力的变化，证明是极其重要的。许多骨骼的畸形结构，是由于软骨变化不同步所致。压迫可只压迫静脉系统而不影响动脉系统，所有的静脉引流不全都经过伴行的静脉，在生后 18 个月，是经骺板的血管窦间隙引流，进入骨骺而达干骺端的。把固定的时间拖长，对静脉引流比动脉血流的影响可能更大。由此可见，股骨近端各骨骺的发育，依靠其血管变化血流供应所保证，任何干扰、压迫或阻断的血运，均可导致发育的障碍和畸形的发生。

总之，先天性髋关节脱位后经治疗后即使髋关节已经复位成功，医生及家长仍不能掉以轻心，在患儿恢复的过程中仍需密切观察，定期复查，及时处理。另外重要的启示是先天性髋关节脱位是一个复杂的疾病，治疗过程也是综合的，要求医生有丰富的经验，轻柔准确的操作，最大限度地避免股骨头坏死等并发症的发生。

（三）股骨头坏死的主要临床表现和影像学改变

1. 临床表现

（1）疼痛。疼痛可为间歇性或持续性，行走活动后加重，有时为休息痛。疼痛多为针刺样、钝痛或酸痛不适等，常向腹股沟区，大腿内侧，臀后侧和膝内侧放射，并有该区麻木感。

（2）关节僵硬与活动受限。患髋关节屈伸不利、下蹲困难、不能久站、行走鸭子步。早期症状为外展、外旋活动受限明显。

（3）跛行。为进行性短缩性跛行，由于髋痛及股骨头塌陷，或晚期出现髋关节半脱位所致。早期往往出现间歇性跛行，儿童患者则更为明显。

（4）体征。局部深压痛，内收肌止点压痛，4 字试验阳性，髋关节屈曲挛缩实验阳性，髋外展内旋实验阳性，臀中肌试验阳性。外展、外旋或内旋活动受限，患肢可缩短，肌肉萎缩，甚至有半脱位体征。有时轴冲痛阳性。

2. 股骨头坏死的 X 线表现

（1）X 线表现可分为 5 期：

0 期（前放射线期）此期约有 50% 的患者可出现轻微髋痛，负重时加重。查体：髋关节活动受限，以内旋活动受限最早出现，强力内旋时髋关节疼痛加重。X 线显示：可为阴性，也可见散在性骨质疏松或骨小梁界限模糊。此期 CT 和磁共振（MRI）可较早期发现。

Ⅰ期（坏死形成，头变扁前期）临床症状明显，且较Ⅰ期加重。X光片显示：股骨头广泛骨质疏松，散在性硬化或囊性变，骨小梁紊乱、中断，部分坏死区，关节间隙正常。

Ⅱ期（移行期）临床症状继续加重。X光片显示：股骨头轻度变扁，塌陷在2mm以内，关节间隙轻度变窄。

Ⅲ期（塌陷期）临床症状较重。下肢功能明显受限，疼痛多缓解或消失，患肢肌肉萎缩。X光片显示：股骨头外轮廓和骨小梁紊乱、中断，有半月征，塌陷大于2mm，有死骨形成，头变扁，关节间隙变窄。

Ⅳ期（骨关节炎期）临床症状类似骨性关节炎表现，疼痛明显，关节活动范围严重受限。X光片显示：股骨头塌陷，边缘增生，关节间隙融合或消失，髋关节半脱位。

（2）X线分型和预后

先天性髋关节脱位后股骨头坏死的分型，是以其分布的血管损害为病理基础的，以X线的早期征象为依据，分为四型（期）（图10-1）。当前对这种缺血坏死仍以X线学的检查为主，主要观察股骨头第二骨化中心的出现或不出现，以及股骨骺板和股骨近侧干骺端的X线变化，因这种变化是以其分布的血管变化为病变基础的。血管的损害，可有选择性的累及股骨近侧的主要区域，在不同时期可由动脉闭塞，也可静脉闭塞，也可累及重要的侧枝循环。

股骨头坏死发展阶段：

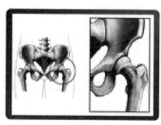
股骨头

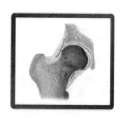
完好的股骨头血液供应充足

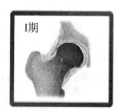
病变的股骨头血液供应不足

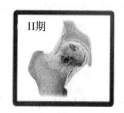
没有血液营养的股骨头慢慢坏死

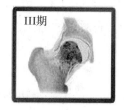
坏死的股骨头渐渐变小、变形

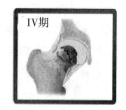
最后股骨头完全塌陷

图10-1　股骨头坏死分型（分期）

Ⅰ型——受累骨化核的病变：通常为上、下干骺动脉（旋股内侧动脉）囊外的供血障碍所致。其 X 线上的表现为骨化核出现较晚，或软骨雏型呈斑点状，由于血管再生，骨化核可有轻度变扁、轻度节裂，通常保持股骨头的外形。有时出 " 头内头 " 现象，系血管完全而迅速出现再生，表现出再骨化的影像。不论股骨头骺中心是否出现碎裂，随着早期治疗，近侧骺板进一步发育，干骺端的突起仍相对正常，骺板光滑，无过早闭合，股骨颈有或没有变宽，髋臼常有发育不良。这一型的坏死为普通型，往往是暂时性的，第二骨化中心和骺板外形发育迟缓，提示以内旋动脉囊外发生闭塞，这种闭塞可能发源于股动脉的起点，如在髂腰动脉周围，或由于髋臼唇压迫到粗隆间切迹所致。Salter 等认为这种 " 不规则的暂时性骨化的病例，并不是真正的缺血性坏死，是随着一个较大骨骺复位的一种正常反应，正如骨骺被复位所刺激一样，有不规则的生长，表现出来的是一种暂时性效应，或血运供应到骨骺某段部分闭合，与骺板和干骺缺血有关。这一型的治疗效果和预后均较好。

Ⅱ型——骺外侧板和干骺端的损害：通常为旋股内侧动脉后上骺动脉供血障碍所致。主要特征骺板和干骺外侧面局部 X 线变化。在骨化中心破碎后，骺板外侧迅速变为不规则，并在骺板上外侧发生部分的过早闭合，这种现象并非立即出现。而常见于 7 ~ 12 岁时才完全显现，在 X 线上看得出部分闭合，平均需要 9 年。干骺端的变化为脱钙和 X 线透光性，在股骨头生长骺板附近干骺端外侧，呈现出阶梯状缺失；在半月状透光区的边缘光滑而硬化，侧位 X 线片上缺失居于股骨颈中心偏后。这种生长骺板上外侧部分闭合的结果，引起股骨头向外倾斜，呈外翻状，在后来的发育中，骺板中心和内侧部分也发生过早闭合，结果造成股骨头外翻畸形，股骨头过度生长，不能被臼盖所包埋，形成半脱位状态。第二骨化中心和粗隆骨骺正常发育的结果，导致粗隆过长，股骨颈缩短畸形。Ⅱ型坏死有四种 x 线表现（见图 6-1），这四种表现与预后有关。Ⅱ型的第二骨化中心也可以在发病的某个阶段完全破碎，复位时对那些骨化中心仍然缺失的髋。其出现的时间会推迟，一般为 3 ~ 13 个月，平均为 6 个月，再骨化过程可超过许多年。这型的后果难以准确预言。随着生长发育，损害的头骺停止发展，头将再生并恢复其高度，能在许多年内不发生继发性颈部畸形，然而到 9 ~ 10 岁，头颈外翻畸形就逐渐出现，股骨头大部分处于髋臼之外，进行性不对称地发育直至骨发育成熟。这种外翻畸形变化的程度与骨骼发育障碍的范围有关，累及骺外侧部分愈小，造成外翻的作用就愈大，因骺外侧部可使头干角发生变化。如骨骺受累范围较大，将会导致近侧骨骺早期大部闭合，很少引起外翻，后果是股骨颈全长的严重缩短，而大粗隆仍保持正常发育，结果形成大粗隆相对过度发育，造成髋外展无力。由于头外翻，不能被髋臼覆盖，而早期产生退行性关节病。因此，此型是 CDH 中治疗时最常见的不幸的典型之一。

Ⅲ型——骨骺中心的损害：通常为后内骺动脉血供障碍所致。这型最可能是关节囊外血管损伤的结果。是整个股骨近端严重缺血。当其早期变化时与Ⅰ、Ⅱ型相似，但骺板损害更向中心发展，使股骨颈停止或延缓发育。早期X线上在干骺区有一个大的中央缺损区，中心不规则，如在蛙式位片上可看到骺板有闭合。第二骨化中心延迟出现，约平均20个月，而Ⅱ型者只有6个月，骨骺再骨化的时间也延迟不完全，全骨骺不规则，在平均7.1/岁时，才发生全骺板过早闭合，不像Ⅱ型那样，干骺端的变化也不局限，在内外两侧有X线上透光区和不规则现象，同时有股骨颈增宽，唯一发展最慢的是股骨颈纵向发育，其最后发展结果是髋内翻和各种各样的股骨头畸形，股骨颈缩短，大粗隆相对过度生长，股骨头变大。此型的预后，会因髋臼后侧发育不良，头骺早期闭合及股骨近侧发育异常，而早期出现退行性髋关节病，髋内翻和股体缩短会影响功能和明显跛行。

Ⅳ型——整个头骺和骺板的损害：通常为后外侧骺动脉和骺内侧动脉血供障碍所致。累及中心和次要中央骨骺，出现更重的畸形，主要显示头骺骨化延迟且不完全，头骺破碎、扁平，发生巨大髋或头膨大，股骨颈增宽，不规则，缩短，股骨颈内翻呈鸟嘴状。髋臼持久的发育不良或发育停止，大粗隆过度增长，发展的后果常出现进行性退化性关节病、半脱位，重度跛行，后遗症明显。

上述的Ⅰ、Ⅱ和Ⅲ型为不全坏死型，而Ⅳ型则为全坏死型。

3. 股骨头骺坏死的诊断标准

Kutz 和 Siffent 认为，在预后征兆方面，观察干骺区病变比骨骺骨化更为重要。严密观察股骨头骺发育状况、股骨颈是否增宽，头的密度是否增高、破碎等，以及发育成熟后股骨头残留的畸形，做为诊断的标准。

Catterall 提出的先天性髋脱位复位治疗后，股骨头骺坏死的诊断标准是：

（1）复位后一年，股骨头骨化中心仍不出现。

（2）复位一年后，现存的股骨骨化中心停止生长发育。

（3）复位一年后，股骨颈变宽。

（4）股骨头密度增高或碎裂。

（5）股骨头变大，颈短而宽，有髋内、外翻及扁平髋存在。

（四）先天性髋脱位后头坏死对髋部发育的影响

1. 髋臼：由于股骨头坏死而引起的畸形，可导致髋臼继发性发育障碍。Ⅰ型坏死由于骨化核缺血（部分或全部），使股骨头出现膨大，其最终后果取决于股骨头骺的塑形能力，以及对髋臼发育不良时所采取的早期治疗措施，必须进行细致的长期随访，直至骨骼发育成熟。Ⅱ型坏死由于外侧骺板的损害导致股骨头外翻，髋臼不能完全包含股骨头，髋臼唇软骨得不到正常的生物力学刺激，而致髋臼发育不良，其指标为髋臼指数 >30°，CE角 <15°。

2. 股骨颈干角：新生儿正常颈干角为 134°，一年内逐渐增大至 144°，以后又逐渐减少，至成人为 126°–130°。正常时，大粗隆顶在水平面上应超过股骨头解剖中心，而解剖中心与旋转中心极为接近，股骨头中心应与髋臼中心近似同心，这种股骨近侧的各正常关系，取决于股骨颈长度和颈干角度。正常大粗隆与股骨头之间应维持正数关系，只有保持正数关系，才具有强力的外展功能。如第 1～Ⅳ型坏死，由于骨骺早期闭合形成髋内翻，大粗隆相对过度生长而使大粗隆与股骨头之间变为负数关系，使下肢外展无力和严重跛行，髋臼与股骨头的同心关系丧失，同时髋臼血管化也会受到损害，其最终也会使髋臼指数增大而不稳。

3. 下肢不等长：当髋臼与股骨颈干角变化的结果，使两下肢变为不等长相差 2.5 厘米以上时，会出现明显的步态变化 -- 跛行。到骨骼发育成熟时就变得更为突出。这也是成为晚期骨关节病发病的重要因素之一。

（五）先天性髋脱位后头坏死的治疗

1. 什么样的儿童股骨头缺血性坏死可以采取保守治疗？

儿童股骨头缺血性坏死非手术治疗的适应症：

（1）病变仅累及头骺前外侧部分或骨化核压缩在 50% 以内。

（2）患儿年龄较小，6 岁以下者。

（3）5 项危象中只伴有一项或两项者。

非手术疗法中既往采用髋人字型石膏或卧床牵引长期不负重的办法已为大家所摒弃。当整个股骨头深置于髋臼内后，让患儿行走，关节内压可帮助塑形，使之较长时间内股骨头受到圆形髋臼窝的保护，维持髋关节的正常解剖状态。

2. 主要治疗方法：

（1）精神调控　慢性疾病情绪不稳定，告诉家长了解本病，充分合作是确保成功的关键。

（2）限制负重，卧床休息　减轻关节囊内压，有助于滑液对软骨滋养及病变的修复。避免跑跳、负重行走，剧烈活动。

（3）牵引疗法　借助牵引力量，可缓解肌肉的痉挛，将股骨头受压力降低到最小程度，有助于股骨头的塑形。下肢牵引，促进关节活动，髋痛和肌肉痉挛消失，配合理疗。

（4）坚持扶拐行走　挂拐杖的目的是为了支持身体的平衡和髋关节活动，用手把拐杖顶在地面，应用拐杖支持下的部分负重，减轻患髋的负荷。对减轻症状，延缓股骨头结构损害的最好措施，为保护性负重是最低限度的干预性治疗。拐杖通过一个较长的杠杆力臂，拐杖着地产生的推力可代替髋关节的压力，降低股骨头的负荷力；股骨头缺血性坏死的血供重建期（再生修复期）防止股骨头压缩发生蕈状变形极为重要的最有效的方法。1）避免负重　可先依靠手杖，腋杖等支具，严格限制负重，可使缺血组织恢复血液供应，并免受压力作用，以控制病变发展，预防塌陷，促使缺血坏死的股骨头自行愈合。但一般认为，限制负重并不能挽救股骨头坏死的病情发展，此法主要适用于不宜手术治疗的老年，一般情况差，缺血性坏死进展期及预后不良的病人。自行愈合的可能性与病灶的大小及距离关节面的远近有关：病灶小或远离关节面的，多能自行愈合；如病灶邻近关节面或病变范围较大，即使不负重，自行愈合的可能性也极小。

（5）电刺激　有成骨作用，能促进骨折愈合，电刺激可作为骨坏死的独立治疗方法或手术辅助治疗。

（6）包容疗法　包容治疗目的是促使骨头被容纳在髋臼内必须有一定的深度，以使得股骨头上的压力平均分布，并使它接受髋臼的模造活动。股骨头的生物性塑形在良好的髋臼包容下进行，则股骨头可获得最佳的恢复，这就是包容下负重治疗。现研究证明，真正的球形股骨头，就有希望达到良好的功能。3～5岁为股骨头骨骺、髋臼塑形高峰。包容标准：股骨头对准髋臼，髋臼覆盖整个骨骺，骨骺外侧位于髋臼缘或臼缘内。

（7）活血化瘀药物的使用　活血化瘀药物的药理共性是具有扩张血管的作用。防止血液凝固或抑制血小板粘附和聚集，预防血栓形成。增加纤维蛋白溶解活性，促进血栓溶解。改善血液流变性的异常，防止血液"浓"、"粘"、"聚"的出现。抑制血小板粘附作用、聚集作用、释放作用。可促进毛细血管的再生，激活成骨细胞的分化增殖，加速骨组织修复的作用。

3.儿童股骨头坏死的手术治疗方法

儿童股骨头缺血性坏死，手术治疗目的是防止股骨头变形，提供血液循环使股骨头修复，获得恢复球形结构，保持良好功能，目前手术方法主要有一下几种：

保留股骨头的治疗，适用于早期骨坏死。

（1）髋关节滑膜切除加钻孔　20世纪80年代以来有人采用髋关节滑膜切除加钻孔，以达到减压作用来改善血运供应。手术对改善股骨头血运无多大帮助，也无客观指标改善股骨头血运，根据临床观察单纯滑膜切除疗效最差，不但未能有效促进股骨头的修复，反而增加了股骨头骨骺的坏死程度及关节的损伤，引起髋关节活动受限，甚者强直，应引起注意。钻孔术可降低骨内压，促进静脉回流，解除滋养血管痉挛，使新生血管能顺骨孔长人缺血区。主要用于早期无关节面塌陷的病人，是治疗骨坏死最简单的手术方法。

（2）植骨术　因植骨前需先钻孔，故又称钻孔减压植骨术。既有钻孔减压，植骨提供机械支撑，又有带肌蒂骨移植增加股骨头的血供。

（3）血管植入　血管植入力图增加血运的方法，到目前为止，尚未能证实所植入的血管真正达此目的。切开股骨头软骨清除坏死灶，加植骨或用带血管骨瓣植入以促进病变的修复，远期效果有待观察。

（4）截骨术　采用髂骨截骨包容重建术，如股骨上端截骨术（股骨转子间或转子下截骨术）、骨盆截骨术（Salter 法，Chiari 法），通过改变股骨头与股骨干间的对应位置关系，达到增加股骨头的负重面积，减少股骨头所受压力，将股骨头坏死病灶移出负重区，从而减少局部承受的应力，使变形的股骨头获得良好的包容，改变负重力线，使股骨头所承重的压力均衡，增强修复能力，同时，截骨术使髓腔开放，可降低骨内压，改善股骨头的血循环，可获一定的治疗效果。

二、术后髋关节再脱位

先天性髋关节脱位术后再脱位的发病率文献报道不一，Morin 等报告再脱位的发生率为 4.4%—9.1% 之间。DDH 术后再脱位，病理变化变得更为严重，多需再次手术治疗，然而再次手术多数效果不佳，且并发症较多。这不仅给患者带来巨大的痛苦和经济损失，也是医生的信心备受打击，更重要的是使患者失去了良好的关节功能，因此，预防术后再脱位的发生显得尤为重要。

（一）DDH 术后再脱位的原因分析

具体可总结为对导致髋关节脱位的病理分析不够全面、手术方法的选择不够恰当、手术操作规范与熟练性的欠缺、植骨量不够及植骨位置不当等原因。

1. 对导致髋关节脱位的病理分析不够全面

有学者对 DDH 术后再脱位病例进行研究，根据术前及术后 X 线片上髋臼指数、头臼比值、股骨头上移程度，对再脱位原因进行分析，结果表明，术后再脱位与多因素作用有关，主要是手术后髋臼指数回升，髋臼内软组织残留，股骨颈前倾角过大和髋臼与股骨头之间压力过大。提示防止小儿先天性髋关节脱位术后再脱位，应针对造成再脱位的原因，采用多种措施。

髋臼指数代表髋臼外翻的斜度，是判断髋关节稳定性的重要指标，正常新生儿髋臼指数约为 300，随着生获发育会逐渐变小，1 岁时变为 23° –28° ，3 岁时为 20° –25° 。通常认为髋臼指数大于 30° 时髋关节不稳定，有半脱位或脱位的危险。

若先髋截骨矫正手术时对增大的髋臼指数矫正不够，术后但仍大于 30° ，髋关节仍然处于不稳定状态，再加上前倾角大、复位后头臼之间压力大、外伤等因素，股骨头很容易再次脱出。髋臼指数矫正不够，主要原因有两方面：一是术中造盖位置偏高或造盖位置错误；转造盖术要求在真臼上缘 1–1.5cm 进行截骨，造盖位置过高必然影响翻转角度。造盖位置错误是术者对真臼位置判断的错误，误把假臼当真臼造盖不能起到矫正髋臼指数的作用。另截骨间隙植骨不足或植入骨块的角度太小也是导致髋臼指数未能矫正的原因。

2. 股骨颈前倾角过大

前倾角增大在 DDH 患者的病理变化中非常常见，甚至有些患儿的前倾角可以 80°以上。手术中对于增大的前倾角必须在术中应给予矫正，前倾角矫正不充分是 DDH 术后再脱位重要原因之一，过大的前倾角应矫正到 15° 左右，为预防术后再脱位创造一个良好条件。

3. 髋臼内间置物残留

DDH 患者由于股骨头长期脱出髋臼，真臼内往往被增生的纤维和脂肪组织、变长增粗的圆韧带、增厚内翻的关节盂唇、增粗上移的髋臼横韧'带所填塞。在手术复位过程中，这些组织的存在不仅仅是髋关节复位的障碍，也是引起术后再脱位的重要原因。尤其髋臼横韧带，位置较深，若未加处理，容易从而引起复位困难或复位不全，导致术后髋关节再脱位。

4. 脱位髋关节复位后头臼之间压力过大

脱位髋关节复位后由于以下原因导致头臼之间压力过大，容易导致在后期出现髋关节再脱位。原因主要有：

（1）软组织的松解欠佳：由于 DDH 患儿股骨头向上脱出，尤其是脱位较高着，造成髂腰肌、股直肌、内收肌、臀肌等肌肉挛缩较为严重，尤其是髂腰肌嵌顿与股骨颈和髋臼之间，是阻碍复位的主要因素。虽然在麻醉状态下，这些肌肉肌张力相对较低，容易被忽视，导致松解不够，清醒后肌张力重新恢复，造成头臼压力增大，从而导致髋关节在活动时促使其脱位。

（2）未行股骨短缩截骨或短缩不够。对于脱位较高的患者，即使给予术前牵引，术中进行一了良好的软组织松解，也难以复位，或勉强复位，必然造成复位后头臼之间压力过大。这种过大的压力不仅容易引起术后股骨头坏死，也使关节变的得不稳定，容易再次出现脱位。

5. 术后双下肢不等长。 由于术前术者对股骨头的复位和手术的刺激加速患侧下肢的生长情况考虑不够，导致患儿在术后出现手术侧下肢较对侧长，站立时骨盆向健侧倾斜，导致在日常生活中患侧髋关节出现内收，股骨头出现外上移倾向，到后期骨盆倾斜，从而造成患髋迟发性再脱位。

6. 关节囊处理不当。 关节囊在关节的稳定中起着重要作用，在手术中为了保持髋关节的稳定、防治术后再脱位，必须对关节囊进行紧缩缝合，对于脱位较高的患者，关节囊被明显拉长，术中必须对其进行部分切除、紧缩缝合。

7. 术后功能锻炼不正确。 术后石膏固定一般保持在外展内旋位，拆除后，患儿多遗留有这种姿势，甚至在下地行走时依然出现内八字脚的姿势，共自行矫正需要一定时间，若过早、或不当地矫正这种姿势，使肢体内收外旋，就可能引起再次脱位。

（二）DDH 术后再脱位的预防

对导致髋关节脱位的病理分析不够全面、手术方法的选择不够恰当、手术操作规范与熟练性的欠缺、植骨量不够及植骨位置不当等。

1. 术前对导致髋关节脱位的病理作全面分析。术前应根据患者的年龄、病理变化、辅助检查等对患者病情做一全面了解，除了根据患者 X 线片的表现进行分析，还可应用 3D CT 对 DDH 三维的骨性病理变化作出全面的评估，进行不同角度、不同层面的观察和精确的测量，使手术更加量化、精细化。术前牵引脱位较高的大龄患者，可以起到降低股骨头位置，减少术后并发症的作用，对预防再次脱位也有好处。

2. 选择恰当的手术方法。根据患者的年龄、病理变化选择合适的手术方法，无疑是手术成功的基本条件、这就要求我们严格把握于术适应症。Salter 骨盆截骨术主要适应年龄在 7 岁以下，髋臼指数小于 45°，股骨头与髋臼本基本适应的患儿。翻转造盖术适应所有可以行 Salter 术的患者，以及头臼相符合，髋臼指数大于 45° 者、大龄儿童等不能行 Salter 术的患者。Pemberton 髋臼成型术主要适用于 2 岁以上患儿，髋臼较大，股骨头相对较小的的患儿，髋臼指数可以大于 45°，也适用于 Y 形软骨仍柔韧可起铰链作用的髋关节发育不良患儿。Chiari 骨盆截骨术上要适用于年龄 7 岁以上的患者，包括成年人；持续性半脱位曾经非手术治疗或未治疗者特别是假臼形成明显，真臼窄小，难以包容股骨头的患者。

3. 术中截骨手术操作规范。DDH 截骨矫正术术中矫正骨性病理改变是关键，术中截骨位置要准确，矫正角度要充分。术中应仔细探查，全面、彻底的软组织松解。认真仔细的清理真臼，紧缩缝合关节囊。一般认为，髋臼指数应该矫正 25° 以下。对于前倾角大于 45° 的患者，必须予以矫正至 15° 的前倾角为宜。

4. 关节类的处理，一定要去除多余的关节囊，紧缩缝合关节，当脱位较高时，还要注意后方关节囊的修补。目前常用的关节囊的紧缩方法是 Salter 提出的"T"型切开关节囊，复位后去除多余部分，然后逃行重叠缝合，能起到很好紧缩作用。

5. 股骨小粗隆下截骨：对于软组织孪缩严重，脱位较高，或大龄患儿，股骨小粗隆下短缩旋转截骨有重要意义，不但可以有效缓解复位后头臼之间的压力，还可以娇一正过大的前倾角。

6. 术后固定。术后石膏固定应该保持松紧适度，保髋关节外展 30°、内旋 15°、屈膝 10° 的位置，不能太松，更不可过紧，术后护理密切注意观察末梢血运，防治出现压疮。

（三）DDH 术后再脱位的处理

1. DDH 术后再脱位的处理：对于早期的一个半月以内的再次脱位，可以给与纵向加侧方一牵引，复位后一再行石膏固定获得治愈闭。对于闭合复位失败或者不能手法复位的思儿，以及术后较长时间发生的再脱位，均需手术治疗。关于手术时机的选择，多数学者认为，应该在术后 1 年左右行再次手术。再次乎术方法的选择，要根据患者的具体情况，结合上一次手术方法综合考虑。

三、术后髋关节运动受限或僵硬

先天性髋关节脱位术后关节僵硬是术后常见的并发症之一，大龄儿童术后发生髋关节僵硬的机率明显高于小儿。儿童先天性髋关节脱位术后关节僵硬的形成原因主要有以下几种：

1. 患儿手术年龄过大，由于患儿家长对本病的认识不够，错过了最佳治疗时间（2岁以内），随年龄增大，股骨头上移加大，股骨颈前倾角增大，软组织挛缩等诸多病理改变出现，故手术中需解决的问题增多，手术更加复杂，出血多，创伤大，易粘连。有研究表明，手术后创伤据统计大龄儿童先髋脱位术后粘连发生率达 20.7%。

2. 术前软组织松解及术中截骨不够，由于患儿行走过多，股骨头上移明显，软组织严重挛缩，部分病人术前软组织松解不够及术中截骨过少，造成术中复位困难，强行复位后造成股骨头压力过大，关节间隙过窄，极易形成关节僵硬。

3. 固定时间过长，功能锻炼不够，儿童先天性髋关节脱位，术后多采用髋"人"字石膏固定，时间一般要 6-8 周，甚至更长，若此期间指导功能锻炼不力或者患者未遵照医生指导进行功能锻炼，将会影响功能恢复。

4. 感染。手术中由于时间长、出血多，术后护理不当等原因，容易造成手术部位感染，若感染未能及时有效控制，就容易出现后期关节功能障碍。

5. 并发症。再次手术后并发症明显较初次手术增多，组织破坏严重、疤痕增生明显，容易出现关节僵硬。

（二）小儿先天性髋关节脱位术后关节僵硬的治疗原则

1. 坚持预防为主，即尽量避免上述产生术后关节僵硬的原则

（1）术前充分牵引，特别对大龄儿童为重要，牵引时行挛缩内收肌皮下滑动切断，牵引重量要够，尽量牵致髋臼水平或接近髋臼水。

（2）对脱位程度高的病例，术中短缩截骨，降低头臼压力，同时矫正增大的前倾角，未定关节，防止再脱位，可早期功能锻炼，防止关节僵硬的发生。

（3）术中充分止血，减少组织创伤，避免关节周围疤痕形成，减少粘连。

（4）应最大限度地保留髋臼软骨面，术中尽量改变髋臼指数，关节囊紧缩缝合要适度。

（5）术后尽量不用髋"人"字石膏固定，改用外展支架固定，有利于早期髋关节功能锻炼。

2. 小儿先天性髋关节脱位术后关节僵硬的治疗

对于已经发生的小儿先天性髋关节脱位术后关节僵硬，可以根据情况采取以下的治疗措施，改善髋关节功能。

（1）髋关节主动功能锻炼，医生或采用 CPM 机辅助被动功能锻炼，术后僵硬时间短、关节功能僵硬程度轻的均可收到良好效果。

（2）麻醉下行髋关节授动术，授动术应在氯胺酮分离麻醉下进行，力求肌肉松弛。术中助手固定骨盆，术者紧握股骨近端，逐渐屈髋，一般常可听到粘连分离的响声，当达到理想角度，再行内收、外展，最后内旋、外旋。也可先行内收、外展，待有一定活动度后，再进行屈伸活动。授动时禁忌暴力，防止发生骨折，术后于关节腔内注射少量皮质激素，注射后再被动活动，术后应用 CPM 进行功能锻炼 2 周。通常多数一次均能成功。

（3）有研究表明，手术后创伤性严重反应是引起学龄儿童先天性髋关节脱位术后关节僵硬的一个重要原因，对手术创伤较大的患者，术后可短期使用地塞米松及非甾体抗炎药物减轻手术后创伤性炎症反应，减少术后髋关节僵硬的发生。

（4）手术松解，术后主动功能锻炼。对于第一次授动效果不满意的患者，可行第二次授动术，授动无效者方可行手术切开关节松解粘连，术后仍配合应用 CPM 功能锻炼。

四、感染

先天性髋关节脱位术后发生感染的发病率文献报道不一，由于抗生素的使用，总的来说先天性髋关节脱位术后发生感染的机率是很低的。但也不能完全忽略。

先髋脱位复位、截骨等手术中由于时间长、出血多，术后护理不当等原因，容易造成手术部位感染，若感染未能及时有效控制，就容易出现伤口感染、内固定失效、后期关节功能障碍、全身细菌感染等严重并发症。所以仍需高度重视。

目前针对术后感染的预防措施主要包括以下几个方面：

1. 术中及术后应用有效抗生素。由于先髋脱位复位截骨手术时间长，术中必须应用有效抗生素，同时根据手术时间及出血情况，如手术超过 3 小时或出血超过 400 毫升，可在术中加用一次抗生素也需继续应用有效抗生素直至术后满 24 小时，特殊情况可适当延长抗生素使用时间。

2. 及时拔除引流管。通常应在 24 小时拔除引流管，必要时可在术后 48 小时拔除，防止出现引流管导致的上行感染。

3. 术后加强护理。及时更换伤口渗湿的敷料，加强尿管的护理，定时夹毕，做好会阴部护理，防止伤口及尿路感染。

4. 做好呼吸道管理。患儿术后因有外固定，卧床时间长，容易出现误吸等并发症，从而导致肺部感染。术后需做好宣教和护理，防止出现误吸导致肺炎等情况的发生。

5. 患儿术后通常用石膏或支具外固定，应定期观察，做好外固定护理，防止出现压疮。若石膏或支具不合适需及时调整。

6. 增加营养，鼓励患儿增加进食，增强抵抗力。

第十一章　先天性髋关节脱位的护理

髋关节脱位是一种较常见的先天性畸形。治疗方法随着年龄的增长而异，如 1 岁以内穿连袜套、使用外展架将两髋保持在外展位；1~3 岁，行手法复位和石膏固定，复位前持续皮牵引 2~3 周，酌情行股内收肌肌腱切断术；4 岁至学龄前，行 Salter 骨盆截骨术或股骨旋转截骨术；学龄期及成年人行 Chiari 骨盆内移截骨术。护理需依照相应的治疗方法并结合小儿生理特点进行实施。常见护理问题包括以下几个方面：儿童日常生活中预防髋脱位的护理，髋关节脱位早期治疗阶段的护理、髋关节脱位手术阶段的护理、髋关节脱位术后康复阶段的护理、髋关节脱位的饮食保健方法以及医院内先天性髋关节脱位病人标准护理计划等。

一、婴幼儿日常生活中预防髋关节脱位的护理

治疗髋关节脱位，最有效的方法还是早发现早治疗，只有尽早发现，才能治疗髋关节脱位，那么我们就一起来了解下髋关节脱位护理方法有哪些呢？小儿髋关节脱位有的是在儿童出生时就有，还有一些是由于运动创伤导致的，对于孩子来说，任何的疾病都要及时的治疗，髋关节脱位也不会例外，那么髋关节在治疗后的护理上有什么需要注意的呢在治疗过后，家长应对孩子进行良好的护理，以确保其快速康复。日常生活中，家长需要注意的事项有：

1. 婴儿时期的预防髋关节脱位护理

婴儿的髋关节不稳定，在护理过程中就要创造一个有利于髋关节稳定的条件，而髋关节呈屈曲、外展、外旋位是最稳定的，因此要降低先天性髋脱位的发病率，预防工作要从胎儿一出生就开始。首先，要改变对出生后尚未形成自主呼吸的新生儿采用一手握住双足提起婴儿，使其头朝下，另一手拍背部排出肺内羊水，促进其迅速呼吸的方法，因为这种做法非常不利于髋关节的稳定，一些婴儿可能会因此发生髋关节脱位。如需头朝下拍背，最好双手握住下腰部和髋部，使新生儿的髋关节保持屈曲状而由助手拍背，促进呼吸。

2. 包被婴儿的注意事项

在婴儿时期要改变不良的襁褓方法，以保持髋关节屈曲、外展位。传统的"蜡烛包"的包法对新生儿而言有害无益。而且这样的"蜡烛包"对新生儿是一种束缚，限制了胸部的活动，而影响肺和横隔膜的活动和功能，不仅影响肺的发育，也影响小儿的呼

吸，使肺部抵抗力降低，而发生肺部感染的机会增加。同时也会压迫腹部，影响胃和肠道的蠕动，使消化功能降低，而影响食欲，使新生儿经常发生溢奶、吐奶。由于四肢活动受限，更不利于四肢骨骼、肌肉的发育，影响新生儿的动作发育。尤其是有些老人习惯用一床小的棉垫子，将伸直的两下肢包起来，再结结实实地绑上。以为这样可以防止发生"罗圈腿"。事实却恰恰相反，这样做倒可引起新生儿髋关节脱位，长期包裹还可能影响髋臼的发育。另外，包裹太紧，容易出汗，刺激皮肤，使汗腺口堵塞，发红，甚至引发皮肤感染。

正确使用包被的方法很多，比如：可在市场上购买较宽松柔软的睡袋，睡袋下方有开口，以便于换尿布，而且保暖。在白天可以给新生儿穿上内衣、薄棉袄或毛线衣，再盖上棉被就可以了。对那些特别容易惊醒的新生儿，父母可使用包被将新生儿包裹起来，但千万不可包得过紧，宽松才能使新生宝宝在温暖、舒适的环境中成长。新出生的婴儿最好不要'打包'，如果怕孩子冷，可以宽松地裹一下，但是双腿是切不可绑直系紧的。家长可以先按顺序帮孩子穿好衣裤、鞋袜，然后用小毛毯或小棉被包裹住孩子，但是要保证孩子的双腿处于自然状态，并有足够大的活动空间。不提倡'打包'，不表示不可以包裹孩子，只要注意了正确的方法，是不会伤害到孩子骨骼的。

3. 利用垫尿布的方法预防新生儿髋关节脱位

婴儿大部分时间都在睡眠，家长可在两腿会阴部放一三角形枕，使两腿保持外展蛙式位，有利于婴儿髋关节发育，也可预防新生儿髋关节脱位。在给婴幼儿使用尿布时，尿布应垫厚一些，使婴儿下肢分开。经常有出生不到 3 个月的婴儿发生后天性髋关节脱位，这是由于尿布的垫法不当引起的。本来婴儿在胎内是呈螃蟹形的，出生以后双腿分开，膝盖部呈弯曲状，这是一种自然的姿势。在这种姿势下，大腿骨的顶端挂在关节臼上，双腿在进行蹬踢的运动中，髋关节就会顺利发育，即使站立也不会滑脱。但是，当强行伸直婴儿的膝盖使双腿并拢时，连在大腿骨上的肌肉就会因紧张而使顶端滑脱。这样就会破坏装有大腿骨顶端的臼盖的发育，引起脱位。所以尿布的垫法非常重要。应尽量使婴儿双腿呈自然的姿势，在裹法上不要影响髋关节和膝盖的自由活动。尿布只要垫在大腿部就可以了。三角尿布虽然会使婴儿接近于自然的姿势，但如果太紧的话，也会影响腿的自然运动。

4. 抱婴幼儿时预防髋关节脱位的方法

除了正确的包裹孩子的方法，正确抱婴儿的方法也很重要。正确的方法是与孩子面对面，抱孩子时首先要注意保护其头部和颈部。抱新生儿的方法大都采用手托和腕抱两种。手托指用左手托住宝宝的背、脖子、头，用右手托住他的小屁股和腰。腕抱是指将宝宝的头放在左臂弯里，肘部护着宝宝的头，左腕和左手护着背和腰部，右小臂护着宝宝的腿部，右手护着宝宝的屁股和腰部。将孩子的双腿分开，分别放在大人腰部两侧。

抱孩子的姿势正确无疑对其生长发育很有益处。　稍微大的婴儿则可以立抱，但时间不可过久。把孩子兜在胸前的吊带里就是很好的方法。女孩尤其要提防髋关节脱位，因为生理结构的不同，患髋关节脱位的男女孩比例为1比4，有女儿的家长更应多加预防发育性髋关节脱位。

5. 幼儿时期预防髋关节脱位的护理

孩子稍长大点后，家长在平时照顾的时候，要充分的将婴幼儿的腿向左右打开。宝宝在学会站立后，家长一定要随时留心患儿的腿部，一旦发现有长短不一的问题，要及时的就诊检查。宝宝的睡床并不是越软越好，太软的床会让宝宝的屁股下陷，不利于疾病的恢复，所以要选择稍硬一点的。患儿的裤子要稍大一些，最好是有背带的裤子，这能使宝宝自由地活动腿脚，伸展髋关节和膝盖。

二、早期髋关节发育不良的护理方法

在婴幼儿出生后的体检中，B超等检测有可能会提示孩子髋关节发育不良，这时可能需要进行一些干预的措施，及时有效地促进髋关节的发育，此时的护理工作就变得更为重要。

治疗髋关节脱位，最有效的方法还是早发现早治疗，只有尽早发现，才能治疗髋关节脱位。早期的干预治疗措施包括：连衣挽具治疗、支具治疗、石膏固定等，所以髋关节脱位早期治疗阶段的护理包括针对每种干预治疗措施的具体方法。

1. 连衣挽具治疗法（特制衣裤）的护理

（1）备两套挽具交替清洗使用。

（2）避免更换时松解时间过长。

（3）抱、躺或卧时双腿不得并拢，应保持外展蛙式位。

（4）根据小儿月龄增加移动扣眼保持正确位置。

2. 外展支架固定法的护理

（1）孩子佩戴支具之后如何护理，是很多家长所关心的。支具治疗有两种情况：Pavlik 支具和外展支具。配戴过程中，不得擅自移动支架固定的任何部位。同时要注意双下肢颜色及有无压伤。

（2）睡觉的姿势：支具需要24小时佩戴，睡觉的时间也不例外。这样的孩子在睡觉得时候两条腿不能放到床面上，翘着不很舒服，建议家长用枕头，靠垫一类的软性物件垫到孩子两条腿下方，起到支撑作用，孩子会舒服一些。

（3）洗澡和换洗衣物：需要给宝宝洗澡或者换洗衣物时，可以将支具脱下来，洗澡或换洗衣物之后，按照原来的方法在将支具给宝宝再戴上。为了准确的恢复正确的佩戴方法，父母需要在将支具脱下来之前，数好前后方串珠的个数，标记两腿之间横杆的长度，这样基本可以将髋关节外展、屈曲的角度固定下来，不至于产生变化。如果发现重新佩戴的支具和之前不一样，可以再请医生帮助佩戴。

（4）抱孩子的姿势：支具佩戴之后，传统的抱孩子的姿势不太适合，因为支具会产生阻挡。最好从孩子的背面搂抱，同时用手托住孩子的大腿。

（5）喂奶和进餐：DDH采用支具治疗的孩子在饮食方面不需要有什么忌讳，也不需要特别补充钙一类的营养素。

（6）复查的时间：在佩戴支具一周后，一定要复查，目的是请医生看看佩戴的支具是否合适，是否需要做一些调整。之后，按照医生的要求，定时复查B超或X线片，观察治疗的效果。

（7）体操锻炼：佩戴支具期间要不要给孩子单独做一些体操锻炼？通常不需要。支具固定不是一个完全的固定，孩子的髋关节，膝关节和踝关节其实有一定的小范围的活动度（维持矫治效果的前提下），所以，不太需要专门给孩子做体操锻炼。如果有此方面的愿望，可以在给孩子换洗衣物或者洗澡之后做一做体操锻炼。

3. 石膏固定法

（1）观察肢体末端是否发紫发凉。

（2）石膏干后应定时翻身，预防压伤。

（3）保持石膏不被尿液浸湿。

（4）改为短腿石膏后，鼓励病儿练习坐起。

（5）训练病儿做双手触足动作，活动髋关节并协助膝关节屈曲。

4. 早期治疗阶段危险因素的防护

先天性髋关节脱位在此治疗阶段由于小儿皮肤娇嫩，支具、牵引、石膏固定、缺乏自护能力都会导致有皮肤受损的危险。主要表现：

（1）支具、牵引、石膏固定太紧。

（2）大小便污染。

（3）床单不整洁，有渣和碎屑。医护人员需密切留意，并指导患儿家属皮肤护理的要点，防止零食、碎屑磨碎皮肤。同时每天给患儿擦洗全身，防止皮肤受损。

（4）及时更换婴儿尿布，定时接留小儿尿液，大小便污染后及时擦拭，保持皮肤干爽，防止尿布性炎症的发生。

（5）对长期卧床患儿，每班检查皮肤情况，定时变换体位，减轻皮肤受压，预防褥疮发生；使用支具、石膏、牵引、术后病人严防压疮。

（6）将锐利用物（刀、叉、剪）和热水瓶远离患儿，以防刺伤和烫伤。

（7）对行走不稳的患儿予以保护，以防跌伤。一旦出现皮肤损伤，即作相应处理。

三、先天性髋关节脱位手术阶段的护理

如果先天性髋关节脱位通过前期非手术方法治疗，效果不佳，小儿年龄大于一岁，有必要考虑手术治疗，髋关节脱位手术护理主要有以下方面：

1. 心理护理

髋关节脱位患儿年龄相对偏小，从家庭或幼儿园来到医院，首先对医院环境陌生和不习惯，看见身穿白色制服的医师护士产生一种恐惧心理，常常表现出精神紧张，哭闹不安等情绪变化。其次手术创伤大，术后恢复慢，家人思想负担重，担心愈后效果。我们护士态度亲切和蔼，选择的沟通方式，多鼓励患儿，以消除患儿的紧张心理，增加亲近感，加强对家长的解释宣传工作，树立治疗患儿的信心，取得患儿信任、家长支持，以配合工作，使患儿处于状态下接受治疗。

2. 牵引护理

术前需要行下肢皮牵引术、股骨髁上骨牵引或胫骨结节牵引，目的使挛缩肌肉得以松弛，使股骨头下降至髋臼水平，减少股骨头坏死的发生率。牵引过程中注意保持牵引装置稳固、舒适、安全、有效，牵引重量是小儿体重的 $1/6 \sim 1/7$，牵引锤距地面 $15 \sim 30cm$；护士应密切观察牵引方向、重量，严密观察患肢末梢血循环、颜色、温度，如发现异常立即报告医生及时处理，以防延误治疗。牵引患儿由于长期卧床，我们应指导并协助患儿及家属给患儿做患肢踝关节跖屈背伸、股四头肌等长收缩等功能锻炼，预防肌肉萎缩、关节强直，以促进下肢血液循环。其次要预防受压处皮肤如骶尾部、足跟等骨隆突部位发生褥疮，嘱其多饮水，保持会阴部清洁，以防止泌尿系感染的发生。

3. 术前准备

术前进行各项常规检查，在手术前 3 天开始严格的皮肤准备，术前 $1 \sim 2$ 天用肥皂水清洗备皮区，洗净后用 75% 酒精消毒，手术前 1 天局部备皮，涮洗后用 75% 酒精消毒皮肤，用无菌纱布包扎。术前 1 天做药物过敏试验，术前 1 天做血交叉试验，术前 6h 禁食，4h 禁水，术前晚上让患儿按时入睡确保充分休息。术晨给予留置导尿术，测生命体征，术前遵医嘱执行术前用药。术前半 h 应用抗生素，保持较高的血药浓度，预防术后感染。

四、先天性髋关节脱位术后护理

1. 预防窒息的发生

医护人员及家属在患儿术后需密切留意患儿有窒息的可能，主要原因在于小儿神经发育不健全、防御反射功能差、吞咽呕吐反射与共济协调功能不完善，全麻术后易误吸呕吐物，或者喂养不当误吸食物。主要表现：异物误吸于气管后呛咳、呼吸困难。所以

先髋脱位术后患儿的护理特别需要注意防止窒息的发生。

患儿全麻术后生命体征观察及时、家属掌握正确喂养方法、一旦出现窒息，能得到及时抢救。医护人员需指导患儿家属喂养方法及全麻术后的配合，解释患儿易出现窒息的原因，采取积极措施，避免出现窒息等危险的发生。

容易导致窒息的危险因素：

（1）喂养方法及注意事项喂食时，不可哄逗患儿，也不可速度太快，或一次进食过多，以免引起误咽。对婴幼儿喂养时，在哺乳及饮食后将患儿头部稍抬起，右侧卧位，避免溢奶、呕吐等引起误吸误咽，导致窒息或吸入性肺炎。

（2）避免独自吃花生、豆子等食物，以防咀嚼不当，或误吸进入呼吸道而窒息，同时防止自行塞入鼻孔和耳孔。

（3）全麻术后防呕吐、误吸及呼吸道分泌物阻塞气管。需专人守候在床旁，去枕平卧，头偏向一侧，随时去除口腔内分泌物。

（4）一旦出现误吸而憋气、呛咳、紫绀、呼吸困难等窒息症状即紧急抢救：抽吸异物、乃至气管切开。

2. 肢体血液循环障碍的预防及观察

先髋脱位的患儿在接受各种手术后，由于牵引、支具固定、石膏固定、手术创伤等原因，有出现肢体血液循环障碍潜在并发症的可能。主要表现：使用支具、牵引、石膏固定及手术后啼哭。患肢末梢皮肤变苍白或紫绀、冰凉、感觉迟钝、末梢血管充盈时间延长、足背动脉搏动扪不到等。医护人员需定期观察并指导患儿家属能观察患肢的末梢血液循环，以便及时发现异常，告诉家属由于婴幼儿不会用语言表达自己的感受和要求，需加强观察。婴幼儿啼哭往往是病情变化的最早期，根据哭声强弱、持续时间长短以及伴随表现来判断是生理性还是病理性啼哭，并及时检查支具、牵引、石膏固定的松紧度及患肢末梢血液循环、警惕由于血液循环障碍所致肢体疼痛。经常主动观察患儿肢体末梢血液循环。

3. 伤口渗血的观察

先髋脱位的患儿在接受骨盆截骨术、股骨粗隆旋转截骨术后，容易出现伤口渗血较多，严重可导致贫血。主要表现：伤口敷料渗血明显，引流血性液体较多。贫血貌、血红蛋白下降。医护人员需密切观察，同时指导及告知病人及家属：前述两种手术部位是松质骨，故容易出血。使其心中有数，减轻恐惧程度，密切观察伤口渗血情况。具体如下：

（1）观察伤口敷料有无被血渗湿，引流液的量和颜色。

（2）对行石膏固定之病人，应观察石膏里面出血情况。可沿石膏上血迹的边界用铅笔圈划并注明时间以明确是否继续出血。

（3）遵医嘱预防性地应用止血剂，出血较多时加大止血力度，输血，输液，扩容，防治休克。

（4）术前、术后重视营养（尤其是择食者），注意饮食调节和静脉补充，以预防贫血，增强机体抵抗力。

五、先天性髋关节脱位的饮食保健方法

1. 在饮食的原则上，患者所食之物是不需要忌口的，只要是营养丰富的食物都可以吃。同时所食之物应掌握以下四个原则：

（1）饮食要可口，能增加食欲。

（2）营养要丰富。

（3）要易于消化，不伤胃口。

（4）要清洁卫生，不可引起腹泻及消化道传染病。多食富含蛋白质、糖、维生素丰富的食物，如鸡、蛋、牛奶、豆腐、牛羊肉、菠菜、豆芽之类的食物。

2. 多吃维生素较高的食物。维生素和无机盐对结核病康复促进作用很大。其中维生素 A，有增强身体抗病能力的作用。

3. 维生素和无机盐对康复促进作用很大。其中维生素 A，有增强身体抗病能力的作用；维生素 B 和 C 可提高体内各代谢过程，增进食欲，患儿术中失血，还应增加铁质供应，多吃绿叶蔬菜、水果以及杂粮，可补充多种维生素和矿物质。

4. 还可多吃海产品，如紫菜，深海鱼，对虾等。海洋生物的营养价值很高。检测发现，每百克虾肉含蛋白质 20.6 克，还含有脂肪、灰分和钙、磷、铁、维生素及核黄素等成分，肌体亦含原肌球蛋白和副肌球蛋白，能有效促进术后机体的恢复。

附 医院内先天性髋关节脱位病人标准护理计划

先天性髋关节脱位是一种较常见的先天性畸形。治疗方法随着年龄的增长而异：1岁以内穿连袜套、使用外展架将两髋保持在外展位；1-3岁，行手法复位和石膏固定，复位前持续皮牵引2-3周，酌情行股内收肌肌腱切断术；4岁至学龄前，行 salter 骨盆截骨术或股骨旋转截骨术；学龄期及成年人行 chiari 骨盆内移截骨术。护理需依照相应的治疗方法并结合小儿生理特点进行实施。常见护理问题包括：①恐惧；②躯体移动障碍；③自理缺陷；④有皮肤受损的危险；⑤有牵引效能降低或失效的可能；⑥有窒息的可能；⑦潜在并发症 -- 肢体血液循环障碍；⑧潜在并发症 -- 伤口渗出较多。

一、恐惧

二、躯体移动障碍

三、自理缺陷

以上一～三均参照骨科病人一般标准护理计划中的相关内容。

四、有皮肤受损的危险

相关因素：

1. 小儿皮肤娇嫩。

2. 支具、牵引、石膏固定。

3. 缺乏自护能力。

主要表现：

1. 支具、牵引、石膏固定太紧。

2. 大小便污染。

3. 床单位不整洁，有渣和碎屑。

护理目标：

1. 患儿家属掌握皮肤护理要点。

2. 病人无皮肤损伤。

护理措施：

1. 指导患儿家属皮肤护理的要点，以利配合。

2. 每天给患儿擦洗全身。

3. 及时更换婴儿尿布，定时接留小儿尿液，大小便污染后及时擦拭，保持皮肤干爽，防止尿布性发炎发生。

4. 保持床单位整洁，防止零食、碎屑磨碎皮肤。

5. 对长期卧床患儿，每班检查皮肤情况，定时变换体位，减轻皮肤受压，预防褥疮发生。

6. 使用支具、石膏、牵引、术后病人严防压疮。

7. 将锐利用物（刀、叉、剪）和热水瓶远离患儿，以防刺伤和烫伤。

8. 对行走不稳的患儿予以保护，以防跌伤。

9. 一旦出现皮肤损伤，即作相应处理。

重点评价：

1. 家属是否了解皮肤护理要点并能配合。

2. 病人是否出现皮肤损伤。

3. 病人一旦出现皮肤损伤，是否得到及时、妥善的处理。

五、有牵引效能降低或失效的可能

相关因素：

1. 体位不当。

2. 小儿活动度大。

3. 家属配合差。

主要表现：

1. 牵引装置移位：钢针偏移等。

2. 肢体远离或偏离牵引架。

3. 身体扭曲。

护理目标：

1. 患儿家属能配合维持牵引有效效能。

2. 患儿牵引达到了预期目标（复位、松弛挛缩之关节）

3. 患儿牵引期间未出现并发症。

护理措施：

1. 由于小儿对周围事物缺乏认识，生性好奇好动，对牵引后肢体制动不知配合，需向家属说明牵引的基本知识及如何维持有效效能。

2. 经常检查皮牵引有无松脱、皮肤有无水包、压红。

3. 避免骨牵引针针眼被污染、钢针受触碰，保持牵引肢体外展位。

（1）若牵引针向一侧偏移，及时报告医师或在碘酒、酒精严格消毒后调至对侧。

（2）预防肢体向一侧旋转造成钢针偏移：①将患侧稍垫高。②用一条宽胶布粘贴牵引腿。③使用马蹄铁牵引弓。

4. 其他措施参照骨科常用外固定病人一般标准护理计划中的相关内容。

重点评价：

1．患儿牵引装置是否正确。

2．患儿牵引肢体是否有外旋。

3．患儿牵引是否达到了预期目标。

4．患儿牵引期间是否出现了并发症。

六、有窒息的可能

相关因素：

1．全麻术后误吸呕吐物。

2．喂养不当误吸食物。

主要表现：异物误吸于气管后呛咳、呼吸困难。

护理目标：

1．患儿全麻术后护理妥当。

2．家属掌握喂养方法。

3．患儿未出现窒息。

4．一旦出现窒息，能得到及时抢救。

护理措施：

1．指导患儿家属喂养方法及全麻术后的配合，解释患儿易出现窒息的原因：小儿神经发育不健全、防御反射功能差、吞咽呕吐反射与共济协调功能不完善等。

2．喂养方法及注意事项：

（1）喂食时，不可哄逗患儿，也不可速度太快，或一次进食过多，以免引起误咽。

（2）婴幼儿喂养：①在哺乳及饮食后将患儿头部稍抬起，右侧卧位，避免溢奶、呕吐等引起误吸误咽，导致窒息或吸入性肺炎。②避免独自吃花生、豆子等食物，以防咀嚼不当，或误吸进入呼吸道而窒息，同时防止自行塞入鼻孔和耳孔。

3．全麻术后防呕吐、误吸及呼吸道分泌物阻塞气管。

（1）专人守候在床旁。

（2）去枕平卧，头偏向一侧。

（3）随时去除口腔内分泌物。

4．一旦出现误吸而憋气、呛咳、紫绀、呼吸困难等窒息症状即紧急抢救：抽吸异物、乃至气管切开。

重点评价：

1．患儿喂养方法是否得当。

2．患儿全麻术后是否得到了妥善的处理。

3．患儿是否出现了窒息，出现窒息后是否得到了救治。

七、潜在并发症 -- 肢体血液循环障碍

相关因素：

1．牵引。

2．支具固定。

3．石膏固定。

4．手术创伤。

主要表现：

1．使用支具、牵引、石膏固定及手术后啼哭。

2．患肢末梢皮肤变苍白或紫绀、冰凉、感觉迟钝、cap 充盈时间延长、足背动脉搏动扪不到等。

护理目标：

1．患儿家属能观察患肢的末梢血液循环，以便及时发现异常，报告医护人员。

2．患儿肢体未出现血液循环障碍。

护理措施：

1．告诉家属由于婴幼儿不会用语言表达自己的感受和要求，需加强观察。

2．婴幼儿啼哭往往是病情变化的最早期，根据哭声强弱、持续时间长短以及伴随表现来判断是生理性还是病理性啼哭，并及时检查支具、牵引、石膏固定的松紧度及患肢末梢血液循环、警惕由于血液循环障碍所致肢体疼痛。

3．经常主动观察患儿肢体末梢血液循环。

4．其他措施参照骨科病人一般标准护理计划中的相关内容。

重点评价：

1．患儿有无肢体血液循环障碍。

2．患儿一旦出现血液循环障碍，能否得到妥善处理。

八、潜在并发症 -- 伤口渗血较多

相关因素：

1．骨盆截骨术后。

2．股骨粗隆旋转截骨术后。

主要表现：

1．伤口敷料渗血明显，引流血性液体较多。

2．贫血貌、血红蛋白下降。

护理目标：

1．病人伤口渗血被控制在较少程度。

2．病人伤口渗血情况能得到及时观察，并妥善处理。

3．病人未出现由于伤口渗血较多引起休克、贫血等。

护理措施：

1．告诉病人及家属：前述两种手术部位是松质骨，故容易出血。使其心中有数，减轻恐惧程度。

2．密切观察伤口渗血情况。

（1）伤口敷料有无被血渗湿，引流液的量和色。

（2）对行石膏固定之病人，应观察石膏里面出血情况。可沿石膏上血迹的边界用铅笔圈划并注明时间以明确是否继续出血。

3．遵医嘱预防性地应用止血剂，出血较多时加大止血力度，输血，输液，扩容，防治休克。

4．术前、术后重视营养（尤其是择食者），注意饮食调节和静脉补充，以预防贫血，增强机体抵抗力。

重点评价：

1．病人有无伤口较多渗血迹象。

2．病人是否及时接受了止血治疗。

3．病人营养是否得到保证。

4．病人若出现伤口渗血较多是否得到妥善处理。